医療関係者のための放射線安全利用マニュアル

放射線安全管理のプロが語る60章

監修 **大学等放射線施設協議会**

アドスリー

はじめに

　医療分野では放射線の知識が欠かせません。しかし、初心者の方にとって、どのように勉強するのが良いかは悩むところです。放射線について知っておくべきことには、基本的な知識から最先端医療まで、さまざまなレベルの知識があるからです。また、既に放射線業務に携わっている方にとっても、放射線について完全に理解するというのは、容易ではありません。放射線の理解は基本的に難しいものであることに加えて、放射線診断、放射線治療は日々進歩しているからです。日常業務の中で疑問に思っておられることもあると思います。あるいは、患者さんから質問を受けることもあると思います。このような状況があるので、医療関係者にとって現場で役に立つ本が必要となります。そこで、大学等放射線施設協議会ではワーキンググループを作り、医療関係者にとって真に必要な本を作成することとしました。検討の結果、以下の5編にまとめるのが、医療関係者にとってさまざまなレベルで有用であると考えました。

I. 医療施設での放射線利用と放射線管理

　本編はこの本の導入的な位置づけであります。医療施設ではどのように放射線が利用されており、どのように管理されているかを概観します。

II. 医療関係者のための放射線の基礎知識

　放射線と一言でいっても、電荷をもった粒子、電荷をもたない粒子、電磁波とさまざまであり、その利用の仕方、防護の仕方が変わってきます。本編では、放射線について基礎的なことを説明します。それがわかれば放射線の利用の仕方、防護の仕方が理解できます。

III. 放射線の医療応用

　放射線は診断でも治療でも使用されます。それぞれの装置についてわかりやすくまとめました。医療関係者が実際に使用されている装置について理解が深まること

を目指しています。

IV. 医療関係者のための法令

　放射線の利用は法律により規制されております。そのために管理が必要ですし、法令に基づいた放射線の利用が必要になってきます。本編では、医療関係の法令を簡単にまとめました。

V. 医療関係者のための安全取扱

　本編では、放射線を実際に使用する際、さまざまな利用の仕方に応じた安全取扱をまとめました。その中には、「ホウ・レン・ソウ」、「ヒヤリハット事例」、「過去の事故事例」等を含めた医療関係者にとって役に立つ安全取扱に関する内容をたくさん入れました。在宅医療での放射線利用など最近の話題も積極的に取り入れています。

　本書では、それぞれの項目を見開き2ページにまとめております。そして適切な図、表、イラストなどを入れており、内容をわかりやすくするように工夫して、どのページもやさしく記載しました。読者の興味、理解の程度に応じてどこから読み始めても役に立ちます。

　机に向かって本書をしっかりと読み込むことも重要ですが、業務に携帯してその場で役に立つものを目指しました。ぜひ携帯して活用していただければと思います。

令和元年7月

編集代表
中島　覚

執筆者一覧

伊藤茂樹	熊本大学大学院 生命科学研究部 医用放射線科学講座 教授
稲田晋宣	広島大学 自然科学研究支援開発センター アイソトープ総合部門 助教
浦田秀子	長崎大学大学院 医歯薬学総合研究科 災害・被ばく医療科学共同専攻 教授
小野孝二	東京医療保健大学 東が丘看護学部 教授
小野俊朗*	岡山大学 特命教授
佐々木智成	九州大学大学院 医学研究院保健学部門 医用量子線科学分野 准教授
佐々木雅之	九州大学大学院 医学研究院保健学部門 医用量子線科学分野 教授
佐瀬卓也	自然科学研究機構 核融合科学研究所 准教授
新川哲子	長崎大学大学院 医歯薬学総合研究科災害・被ばく医療科学共同専攻 准教授
中島裕美子*	九州大学 アイソトープ統合安全管理センター 教授
中島 覚*	広島大学 自然科学研究支援開発センター アイソトープ総合部門 教授
花房直志	岡山大学 中性子医療研究センター 准教授
桧垣正吾*	東京大学 アイソトープ総合センター 助教
福士政広	首都大学東京 健康福祉学部 放射線学科 教授
藤淵俊王*	九州大学大学院 医学研究院保健学部門 医用量子線科学分野 教授
松嶋亮人	広島大学 自然科学研究支援開発センター アイソトープ総合部門 助教
松田尚樹*	長崎大学原爆後障害医療研究所 放射線リスク制御部門 放射線生物・防護学分野 教授
藪内英剛	九州大学大学院 医学研究院保健学部門 医用量子線科学分野 教授
横山須美	藤田医科大学 医療科学部 准教授
吉田浩二	長崎大学大学院 医歯薬学総合研究科 保健学専攻 准教授

*編集委員。所属は2019年7月31日現在。50音順

もくじ

I 医療施設での放射線利用と放射線管理　1

1. 医療施設での放射線利用　2
2. 医療施設での放射線管理　4

II 医療関係者のための放射線の基礎知識　7

1. 放射線の発見と利用の歴史　8
2. 放射線の種類と性質　10
3. 人工放射線と自然放射線　12
4. 放射線防護の歴史　14
5. 放射性同位体と半減期　16
6. 外部被ばくと内部被ばく　18
7. 外部被ばくの防護　20
8. 内部被ばくの防護　22
9. 等価線量と実効線量　24
10. 放射線生物影響の基礎 1
    ──疫学調査　26
11. 放射線生物影響の基礎 2
    ──分子生物学研究　28
12. 確定的影響　30
13. 確率的影響　32
14. 急性影響と晩発影響　34
15. 各種サーベイメータ　36
16. サーベイメータの使用方法　38
17. 放射線の健康リスクの考え方　40
18. 計画被ばく、緊急被ばく、現存被ばく　42
19. 緊急被ばく医療体制　44

III 放射線の医療応用　47

1. 放射線診断と放射線治療　48
2. X線診断　50
3. 核医学シンチグラフィとSPECT検査　52
4. 放射性医薬品　54
5. 核医学PET検査　56
6. IVR　58
7. 従来型放射線治療　60
8. 小線源治療　62
9. 粒子線治療　64
10. BNCT　66
11. 核医学治療　68

医療関係者のための法令　71

1 職業被ばくと放射線防護　72
2 関係法令と医療法施行規則　74
3 被ばく管理　76
4 健康管理　78
5 教育・訓練　80
6 管理区域　82
7 線量限度　84
8 予防規程　86

 医療関係者のための
安全取扱　89

1 管理区域への入退　90
2 放射性物質の管理　92
3 放射線防護具　94
4 外部被ばく線量の測定　96
5 眼の水晶体の放射線防護　98
6 妊娠女性、胎児の被ばく対策　100
7 小児の被ばく対策　102
8 内部被ばく線量の測定　104
9 除染方法　106
10 核医学診療を受けた
　　患者さんへの対応　108
11 X線撮影装置の安全取扱　110
12 移動型(ポータブル)X線撮影装置
　　の使用方法　112
13 在宅医療におけるポータブルX線
　　撮影装置　114
14 放射線治療装置の安全取扱　116
15 密封小線源（シード、グレイン）
　　の取扱　118
16 放射性廃棄物　120
17 「ホウ・レン・ソウ」の重要性　122
18 ヒヤリハット事例と
　　過去の事故事例　124
19 取扱う際の注意事項の整理　126

参考文献　128
索引　129

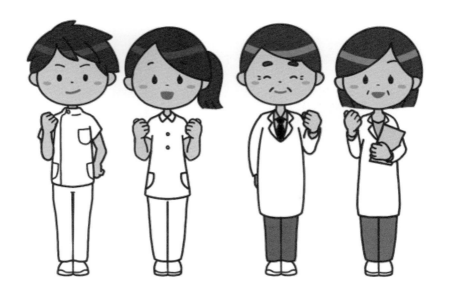

I 編

医療施設での放射線利用と放射線管理

　医療施設では、放射線は診断や治療で利用されます。放射線施設に初めて入ろうとするあなたは少し不安ではないですか。初心者の方にとっては、放射線って何から始まって、管理区域って何、どのような原理で放射線が診断や治療に使われるのか、機器をどのように動かすのか、自身の施設の利用の仕方まで、知らないことばかりだと思います。X線撮影は、レントゲンによるX線の発見以来100年以上行われてきました。現代での放射線利用はそれだけではありません。密封RI、非密封RI、加速器などというものも医療で利用されます。放射線を扱う際は、被ばくのことが気になると思います。患者さんの被ばく、その家族の被ばく、そして医療従事者の被ばく、それぞれに気を配らなくてはなりません。ベテランの方にとっても、診断機器・治療機器は年々新しくなり、日々知識をリフレッシュしなければなりません。本編では、医療施設での放射線利用の状況と放射線管理の状況を概観します。

1 医療施設での放射線利用

診断／治療

　放射線が発見されてすぐに、どの分野よりも早く医療分野で利用されました。X線により身体の中が透けて見えるのはまさに驚きです。放射線の発見当初から放射線と医療には密接な関係がありました。

　医療施設での放射線利用は、主として診断と治療に分かれ、それぞれ多岐にわたっています。その放射線の発生源も、非密封放射性同位元素（非密封RI）、密封RI、放射線発生装置とさまざまあります。

　放射線には $α$ 線、$β$ 線、$γ$ 線をはじめとし、さまざまな種類があります。その違いにより物質中での透過力に違いがみられます。病気を体外から診断する場合はX線が便利ですし、非密封RIを体内に投与して診断する場合は透過力の高い $γ$ 線が利用しやすいです。さらには陽電子を放出する核種を投与すると陽電子消滅により2本の電磁波を180°方向に出しますので、ポジトロン断層撮影（PET）画像が得られます。

　また、放射線が大きなエネルギーをもつことを利用してがんの治療に利用できます。例えば、体外からX線や $γ$ 線を患部に集中させて治療することができます。さらには、大型の加速器を利用して炭素線などの重粒子線を用いて治療を行います。また、密封小線源を腫瘍内やその近傍に配置して患部に照射する方法もあります。

　診断、治療とも年々進歩しております。例えば、ホウ素中性子捕捉療法（BNCT）では、最初は原子炉の中性子を利用していましたが、最近では加速器から発生する中性子を利用します。このように年々進歩しますので、放射線の基礎を学びながら、最先端の利用方法の理解へとつなげてください。

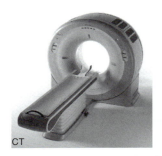
CT

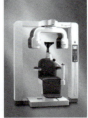
歯科

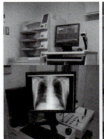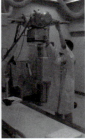
一般撮影（X線）

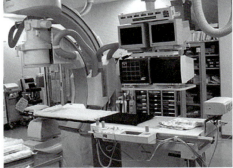
血管造影・IVR

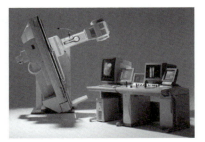
透視

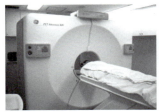
PET

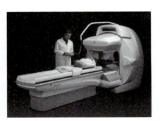
核医学検査

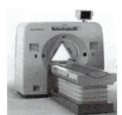
SPECT

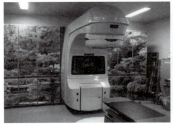
リニアック

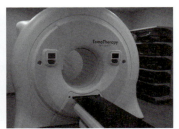
トモセラピー

放射線治療

図 I-1-1

2 医療施設での放射線管理

🔓 放射線管理／法律

　医療施設での放射線利用は診断と治療に大きく分かれますが、それを達成するためにさまざまな機器や放射性同位元素を利用します。自身の施設の機器や放射性同位元素をよく理解しておくことが放射線管理においても肝要です。

　医療施設では、大量の放射線や放射性同位元素を使用することがあります。患者さんにとっては患部のみに照射されるべきですし、医療者にとっても自身ができるだけ被ばくしないようにしなければなりません。

　医療施設での放射線管理はさまざまな法令が関係していることを理解する必要があります。RI 規制法だけでなく、電離則や人事院規則、医療法施行規則、薬機法などが関係していることを理解して管理を行います。

　放射線防護にとって放射線業務従事者のための教育訓練が重要ですが、医療施設では、その規模、所有する機器の種類に応じて教育内容、時間が変わってきます。各自の施設で、どのような機器をもっていて、それぞれにどのような教育訓練を行うべきかを決めておくことが必要になります。医療施設での放射線利用者は、診療放射線技師、臨床検査技師、薬剤師、看護師、医師等さまざまな立場の人からなります。放射線に関する知識もさまざまであると推測されます。それぞれを念頭に置いた教育訓練が重要であります。

　医療施設での放射線利用者は、上記の通りさまざまで、施設によっては学生も含まれます。このように、さまざまな立場の人が関与する場合はとくに、立場を超えて情報交換して放射線管理を行うことが肝要です。

　医療施設での管理区域への出入りは、一般施設のように入退管理をすることが難しい場合があります。また、誰が放射線業務従事者かを素早く判断するのが難しい

場合もあり、人の管理が重要です。例えば、医療施設では人の異動が頻繁である場合もあり、注意が必要です。

　一般施設では地域住民の方が立ち入ることは、見学会などを除いて、まずありません。一方、医療施設では、患者さんの家族が施設の中に入ることがあります。一般の方が医療施設に近づくことは、一般施設に比べて格段に多いです。当然のことではありますが、一般の方を常時念頭に置いておく必要があります。

　講習会などで、他施設の放射線管理を学び、有用な管理方法については自身の施設においても取り入れて、より良い放射線管理を日々目指すことが肝要です。

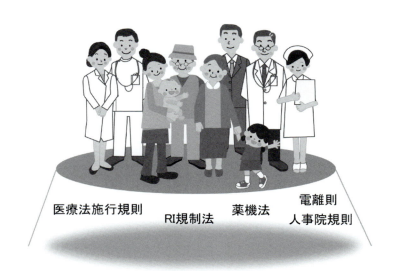

図 I-2-1 法律に基づいて放射線管理を行い、放射線を診断と治療に利用する。

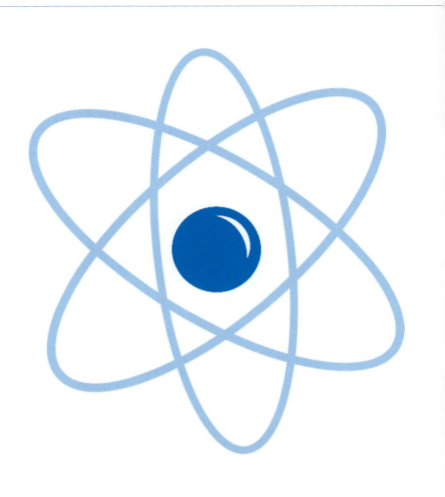

# II編

医療関係者のための放射線の基礎知識

　この編では、放射線に関する基礎知識を学びます。2012年度以降の中学校理科の学習指導要領には、放射線に関する内容が含まれていますが、それまでの30年間は含まれていませんでした。そのため、これまで放射線に関することを全く学んだことのない方もおられると思います。全くの初学者でも、概要を理解できるよう、放射線発見と利用の歴史から始まり、放射線の種類や単位、放射性同位体の基礎などの基礎から学びます。人体に放射線が暴露されることを被ばくと呼びますが、その経路や影響、防護・評価方法についても学びます。また、放射線の健康リスクの考え方、国際放射線防護委員会(ICRP)による被ばくの状況の分類、実際に放射線災害が起こった際の緊急被ばく医療体制などやや専門的な内容まで含まれており、使い方によっては人体にとって有害となりうる放射線について正しく理解することを目的としています。

1 放射線の発見と利用の歴史

🔓 レントゲン／ベクレル／キュリー／ラザフォード／チャドウィック／仁科芳雄

放射線の発見

1）X線の発見

1895年11月8日、ドイツのヴィルヘルム・レントゲンは真空放電の実験中に、写真乾板を感光させ、物質を突き抜ける性質をもった光線のようなものが放電管から発生していることを発見しました。彼はこれをX（エックス）線と名付けました。このX線発見のニュースは世界を駆け巡り、X線は直ちに医学の分野で使用されるようになり、今日に至っています。

2）放射線の発見

X線の発見の翌年の2月末にフランスのアンリ・ベクレルはウランからX線と似た放射線が出ていることを発見しました。たまたま写真乾板の上に十字架型の文鎮と黒い紙に包んだウラン塩の結晶を置いて、机の引き出しに入れておきました。翌日にこれを現像すると乾板に十字架が白く写っていることに気づきました。

3）ラジウムの発見

フランスのマリー・キュリー（キュリー夫人）は夫のピエール・キュリーとともにウラン鉱物から放射能をもった元素の分離を行っていました。1898年に二人は放射線を出す2種類の元素、ラジウムとポロニウムを相次いで発見しました。「放射能」はキュリー夫人によって名付けられ、さらに1gのラジウムから出る放射線を1キュリー（1 Ci）と定義しました。

4）α線とβ線の発見

1898年にイギリスのアーネスト・ラザフォードはウラン塩から2種類の異なる放射線が出ることを発見し、これらをそれぞれα線とβ線と名付けました。

5）γ線の発見

1900年に透過性が高く電荷をもたない放射線が発見され、1903年にラザフォードはこれをγ線と名付けました。

6）中性子線の発見

ベリリウム金属にα線を当てると、物質を透過する性質が非常に強い放射線が出

ることが知られていました。1932年にイギリスのジェームズ・チャドウィックはこれが水素原子とほぼ同じ質量をもつ中性の粒子であることを報告しました。

放射線の利用

　X線の発見を契機に放射線の利用は医学・医療分野で始まりました。その後、農業や工業をはじめとするあらゆる産業分野や教育・研究に放射線やRIは広く利用されています（表II-1-1）。医学・医療分野での利用やその安全取扱については第III編以降で詳しく取り上げています。

　ここでは日本における放射線利用の先駆けについて紹介します。「日本の原子科学の父」と称される仁科芳雄博士は理化学研究所において1937年に27インチ（68.5センチ）の、1944年に60インチ（152.4センチ）のサイクロトロンを日本で初めて建設しました。とくに27インチのサイクロトロンで製造したRIを用いて植物生理学、代謝などの研究を推進しました。これがその後の日本のRI利用の基礎となりました。サイクロトロンからの中性子線による遺伝的影響の研究も行いました。第二次世界大戦の敗戦後に2基のサイクロトロンは破壊されました。敗戦から5年後に仁科博士の尽力で米国よりRIの輸入が実現し、これが現在の多様な放射線利用に繋がっています。

表 II-1-1 放射線の利用

利用分野	目 的
医学・生物学	放射線診断・治療、核医学診断・治療、分子生物学
農学・農業	育種、不妊化を利用した害虫の駆除、食品照射、発芽の防止
工学・工業	材料の改質、新素材の開発、半導体の製造、製造過程の品質検査
理学	年代測定、トレーサ
エネルギー	原子力発電
環境	有害物質の分解・除去

2 放射線の種類と性質

🔓 放射線の種類／透過力／遮蔽

以下の表に、主な放射線の種類と性質を示します。

表 II-2-1

名　称	実　体	電　荷	物質の透過力	遮蔽に用いる材質
X線	電磁波	なし	大きい	鉛など
α線	陽子2個と中性子2個からなる ^{4}He の原子核	＋2	非常に小さい	必要なし
β線（$β^-$線）	電子	－1	小さい	アクリルなど
γ線	電磁波	なし	大きい	鉛など
中性子線	中性子	なし	大きい	水、ポリエチレンブロックなど

　このほかに、陽電子線（$β^+$線）や重粒子線があります。$β^+$線は、正の電荷をもち、物質中の電子と衝突して直ちに消滅放射線（511keV の電磁波）を出し、PET 等の核医学検査に用いられています。重粒子線は、炭素のように重い原子核（重粒子）でエネルギーをもっており、治療に用いられます。

　α線、$β^-$線、$β^+$線、γ線、特性 X 線は、放射性同位元素の壊変（放射線を放出することによってより安定な別の元素に変わること）によって生じます。一つの種類の放射性同位元素であっても、壊変に伴って放出される放射線の種類は一つとは限りません。例えば、ゾーフィゴのように短寿命のα線放出核種 ^{223}Ra を用いた放射性医薬品がありますが、α線を放出して壊変する際に壊変後の Rn（ラドン）に由来する特性 X 線およびγ線も放出します。

　医療現場で利用される X 線、重粒子線、中性子線は、装置によって発生させるものがほとんどです。詳細な原理については、それぞれの項目を参照してください。

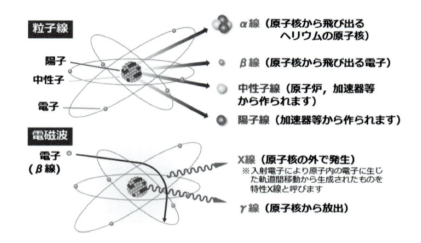

図 II-2-1 電離放射線―電離作用を有する放射線

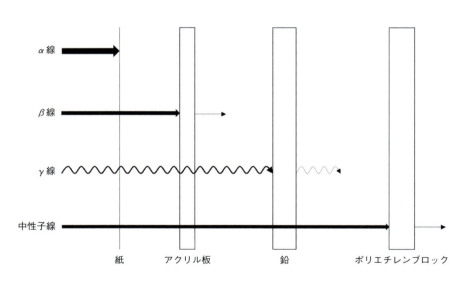

図 II-2-2 種々の放射線の透過力

3 人工放射線と自然放射線

🔑 人工放射線／自然放射線／大気中核実験／原子力発電所事故／カリウム／ラドン

　人類が人為的に発生させた放射線、あるいは、人工的に合成した放射性核種から出る放射線を人工放射線と呼びます。これに対して、宇宙から降り注ぐ放射線や、その放射線によって天然に生成した放射性核種から出る放射線、あるいは地球創世時から現在まで地球上に存在し続けている放射性核種から出る放射線を自然放射線と呼びます。

　1950～60年代にアメリカ合衆国や旧ソ連が行った大気中核実験に伴って、多くの放射性核種が大気中に放出されました。核実験で生成した放射性核種は ^{235}U の核分裂生成物であり、その中でも半減期が約 30 年と比較的長い ^{137}Cs や ^{90}Sr が未だに存在していることが知られています。また、1986 年の旧ソ連のチェルノブイリ原子力発電所事故や、2011 年の東京電力福島第一原子力発電所事故に伴って、同様に ^{235}U の核分裂生成物が放出されました。医療現場で利用される放射線発生装置から出る放射線も人工放射線です。

　一方、宇宙から高エネルギーの放射線（宇宙線）が地球に降り注いでいることが知られています。そのうち、陽子線は 87%、α線が 12% です。これらの放射線が、上層の大気と衝突することで、大気中の窒素や酸素、アルゴンなどと核反応を起こし、放射性核種が生成することがあります。主なものは、半減期 12.3 年の ^{3}H（トリチウム）、半減期 5,730 年の ^{14}C です。これらは、地球の大気中にそれぞれ、水蒸気、二酸化炭素の化学形で存在し、いずれも生物が取り入れます。とくに植物は、光合成に二酸化炭素を使用します。食物連鎖を考えると、人間が食べるすべての食品には極低濃度ながら ^{14}C やトリチウム水が含まれると考えられます。カリウムは、人体の必須元素として知られていますが、その中の 0.01% が放射性核種の ^{40}K です。半減期は 12.8 億年であり地球創世時から存在し続けている放射性核種です。このように、我々の人体にも放射性物質が含まれています。

　岩石や土壌中にも、地球創世時から存在し続けている放射性核種のウランやトリウムがありますが、これらの核種が次々と壊変する過程で、Rn（ラドン）と呼ばれる気体に変わり、固体である岩石から大気中に飛び出ます。このラドン自体も放射

性核種です。人間は呼吸のたびにこのラドンを取り込み、内部被ばくしています。

　人工放射線でも自然放射線でも、放射線の性質には違いはありません。つまり、放射線の種類やエネルギー、放射線の数が同じであるならば、人工放射線でも自然放射線でも人体に対する影響は同じです。

表 II-3-1 日本人が自然から受ける被ばく線量の内訳

被ばくの種類	線源の内訳	実効線量（mSv/年）
外部被ばく	宇宙線	0.3
	大地放射線	0.33
内部被ばく（吸入摂取）	^{222}Rn	0.37
	^{220}Rn	0.09
	喫煙（^{210}Pb、^{210}Poなど）	0.01
	その他（ウランなど）	0.006
内部被ばく（経口摂取）	^{210}Pb、^{210}Po	0.80
	^{3}H	0.0000082
	^{14}C	0.01
	^{40}K	0.18
合計		2.1

4 放射線防護の歴史

🔓 放射線防護／キュリー／ラジウム／ ICRP ／シーベルト

　レントゲンが X 線を発見した当初から、X 線ががんや有毛性色素母斑を治療する可能性が示唆されていました。また、放射性物質から出る放射線についても、同様の効果があることが見いだされていました。ベクレルは、ピエール・キュリーからガラス瓶入りラジウムをもらい、数日間チョッキのポケットに入れていたところ、数日たって火傷様の症状が出たため、キュリーに報告しました。キュリーは、ラジウムの放射線による生物効果を自らの指を使って実験し、変質した細胞を破壊する効果を確認したのです。一方、放射線は人体への悪影響があることもわかってきました。X 線による放射線皮膚炎、火傷、眼の痛み、脱毛、皮膚がん、白血病、胎児奇形などが報告されてきました。

　ラジウムは、軍用の夜光時計の塗料として用いられるようになりました。1920 年代までのアメリカには、夜光時計の文字盤を造る工場（図 II-4-1）が多くあり、働いていた女性工員（ラジウムペインター）に骨肉腫や再生不良性貧血などで亡くなる人が多く、社会問題になりました。これは、塗料を筆で塗る際に、舌で筆先を整えていたためラジウムを摂取したことが原因でした。ラジウムを発見したマリー・キュリーも、放射線被ばくが原因と推定される再生不良性貧血により亡くなりました。

　そこで、放射線による障害の発生を最小限に抑えながら、放射線の利用によって得られる利益を最大限にする「放射線防護」という考え方が提唱されるようになりました。1925 年の第 1 回国際放射線医学会議で放射線防護に関する国際的活動が始まりました。1928 年の第 2 回会議で国際 X 線・ラジウム防護諮問委員会が設立されました。当時、防護の対象者は X 線・ラジウムを取扱う医療従事者でした。その後、加速器や原子炉が開発され、さまざまな人工放射性核種が製造されるようになったため、すべての放射線および医療従事者以外で職業被ばくをする者を防護の対象とする国際放射線防護委員会（International Commission on Radiological Protection; ICRP）が 1950 年に設立されました。1960 年代まで続いた大気中核実験を契機として、放射線防護の対象に作業者だけではなく一般市民が含まれるようになりました。ロルフ・マキシミリアン・シーベルト（図 II-4-2）は、国際 X 線・

ラジウム防護諮問委員会の設立当時から委員を務めました。診断やがん治療のためシーベルト・チャンバーなど多数の測定器を開発し、測定および放射線防護に関する研究を先導しました。このシーベルトの功績をたたえて、被ばく線量の単位として Sv（シーベルト）が命名されています。

ICRP は、現在でも放射線防護に関する最も権威のある国際的機関として認められています。ICRP は民間の学術組織であるため、各国の法令を直接決定できる立場にはありませんが、放射線防護に関する基本的な考え方と具体的な基準を取りまとめた勧告と呼ばれる文書が出され、世界の多くの国々の放射線防護に関する法令の基準となっています。

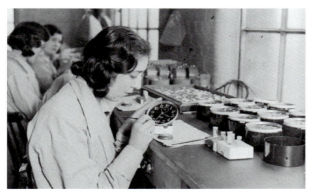

図 II-4-1 ラジウムペインター（1932 年）
(https://www.telegraph.co.uk/books/what-to-read/the-forgotten-factory-girls-killed-by-radioactive-poisoning/)

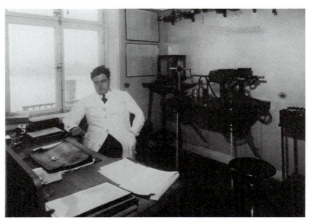

図 II-4-2 ロルフ・マキシミリアン・シーベルト（ラジウムヘメットの研究室にて。1925 年）

5 放射性同位体と半減期

🔓 ベクレル／半減期／物理学的半減期／生物学的半減期／実効半減期／壊変

　放射性同位体の数を数える単位として、1秒間における壊変数であるベクレル（Bq）という単位を用います。放射能を表す単位としてキュリー（Ci）が用いられる場合もあります。1 Ciとは1 gの^{226}Raが1秒間に壊変する量として定義されており、ベクレルに換算すると1 Ci=3.7×10^{10} Bqとなります。放射性物質の数が半分の量になるまでの時間のことを半減期と呼びます。このうち、放射性物質が壊変によって減少し、半分の量になるまでの時間のことをとくに物理学的半減期と呼ぶことがあります。

　放射性同位体をミクロ的に1個の原子ごとに見ると、その原子はいつ壊変するのかはわかりません。一方、同じ放射性物質を大量に集めてその量をマクロ的に観察すると、数の減少速度が異なるという法則が見えてきます。図II-5-1は、放射性医薬品として用いられることのある^{131}Iの減少の様子を示したものです。^{131}Iの原子数（放射能と読み替えることができます）を観測します。ある時点の数を1とすると、8日後にはその数が半分になっていることから、^{131}Iの物理学的半減期は8日間であることがわかります。さらに8日経過した16日後にはその半分（当初の4分の1）になっており、以下、同じ速度で減少していきます。物理学的半減期は、それぞれの放射性同位体の種類ごとに異なります。物質の化学形によって異なることはありません。医療で用いられる主な核種の物理学的半減期を表II-5-1に示します。

　一方、ある物質（放射性とは限らない）が生物に取り込まれた際に、代謝や排泄で体外に徐々に排出されることによって減少し、半分の量になるまでの時間のことを生物学的半減期と呼びます。元素の性質によって体外への代謝速度は大きく異なります。例えば、ヨウ素は甲状腺ホルモンと結合して甲状腺に集積するため人間での生物学的半減期は14日、カルシウムは骨に集積するため生物学的半減期は50年とされています。生物学的半減期は、物質の化学形によっても異なります。例えば、水素を水として取り込んだ場合は尿や汗などで排出されるため4～18日、これに対して有機物に結合した水素の場合には約40日とされています。放射性物質を人体に取り込んだ際には、物理学的半減期および生物学的半減期の両方を考慮し

た実効半減期を考える必要があります。実効半減期は、物理学的半減期の逆数と生物学的半減期の逆数の和が実効半減期の逆数になることを利用して求めます。例として、^{131}Iの実効半減期を考えます。物理学的半減期が8日なので逆数は1/8、生物学的半減期が138日なので逆数は1/138です。和は、1/8+1/138=0.132となり、1/0.132=7.6から、実効半減期は約7.6日となることがわかります。

表 II-5-1 放射性同位体の実効半減期

核　種	物理学的半減期 T_p	生物学的半減期 T_b	実効半減期 T_{eff}
^{3}H	12.3 年	12 日	12 日
^{60}Co	5.275 年	10 日	9.9 日
^{89}Sr	50.5 日	49 年	50.3 日
^{90}Sr	29 年	49 年	18 年
^{131}I	8 日	138 日	7.6 日
^{134}Cs	2 年	70 日	64 日
^{137}Cs	30 年	70 日	70 日
^{140}Ba	12.75 日	65 日	11 日
^{226}Ra	1600 年	44 年	43 年
^{235}U	7 億年	15 日	15 日
^{238}U	45 億年	15 日	15 日
^{239}Pu	24000 年	200 年	198 年

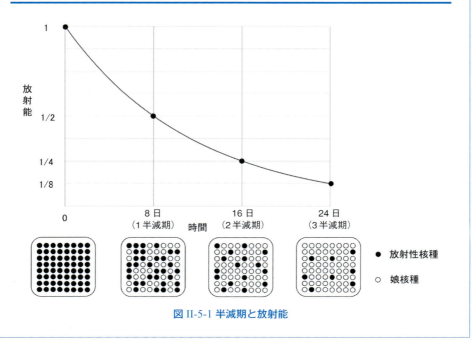

図 II-5-1 半減期と放射能

6 外部被ばくと内部被ばく

放射線の飛程／透過力／LET／臓器との親和性／実効半減期

被ばくの様式は放射線源が体の外にあるか内にあるかによって、外部被ばくと内部被ばくの2種類に分けられます。

外部被ばくとは、体外にある放射性物質および加速器等から受ける被ばくのことであり、内部被ばくとは呼吸等により体内に取り込んだ放射性物質から受ける被ばくのことを呼称するものです。外部被ばくと内部被ばくとでは、注意しなければならない点が異なります。外部被ばくでは放射線の飛程、放射線の透過力が放射線防護のポイントとなります。一方、内部被ばくでは放射線の LET（Linear Energy Transfer: 線エネルギー付与）、放射性物質と臓器との親和性、放射線の実効半減期がポイントとなります。

外部被ばく

$α$ 線の場合、飛程および透過力が非常に小さく、仮に $α$ 線を浴びたとしても皮膚の角質層（死んだ細胞の層）で止まってしまうため、外部被ばくに関しては無視することができます。

$β$ 線の場合、エネルギーにより変わりますが空気中で数メートルの飛程をもちます。しかし、人体内での飛程を考えると 1 cm 程度の飛程しかありません。したがって皮下組織まで達することはないのですが、エネルギーの大きな $β$ 線に長時間被ばくされることによって、真皮層が影響を受け皮膚紅斑、脱毛などが起こる可能性があります。

$γ$ 線の場合、電磁波であるためかなり遠くまで届き、透過力も大きくなります。したがって、体内の重要な組織へも到達するため、外部被ばくに十分に注意する必要があります。

中性子線の場合、$γ$ 線と同様に届く距離も大きく、透過力も大きくなります。さらに、熱中性子捕獲反応により生体を構成している元素を放射化する危険性もあることに注意しなければなりません。ナトリウムの熱中性子捕獲反応にて生じる ^{24}Na は $β$ 線を放出します。

内部被ばく

放射線が体内を通過するとき、その飛跡に沿ってラジカル等の活性分子種の集団（スパーと呼ぶ）を作り、人体へ悪影響を与えます。LET とは、放射線の飛跡に沿った単位長さあたりに与えるエネルギーです。LET の大小により、放射線は低 LET 放射線（X 線、γ 線、β 線）と高 LET 放射線（中性子線、α 線、陽子線、重粒子線）に分けられます。高 LET 放射線は体内で高密度のスパーを作り、低 LET 放射線よりも人体への影響が大きくなります。また、α 線は飛程が短いため、そのエネルギーをすべて体内で消費してしまうため、内部被ばくに十分に注意する必要があります。

体内に取り込まれた放射性物質はその元素の種類に応じて臓器に対する親和性が異なり、親和性の高い部位に集積します。その結果、取り込まれた放射性物質の元素の種類に応じて異なる症状が出ることとなります。

以上のことから、内部被ばくにおいて α 線は高 LET 放射線であり、飛程が短いためエネルギーのすべてを体に与えるので大変危険です。β 線と γ 線は低 LET 放射線であるので、α 線に比べ内部被ばくの影響は小さいのです。また、取り込まれた放射性同位元素の人体に影響を与える期間を考えた場合、その実効半減期（II 編 5 章参照）を考えるとよりよく理解できると思います。

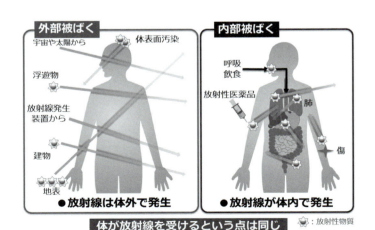

図 II-6-1 外部被ばくと内部被ばく
放射線による健康影響等に関する統一的な基礎資料 (平成 29 年度版)
https://www.env.go.jp/chemi/rhm/h29kisoshiryo/h29kiso-02-01-01.html

7 外部被ばくの防護

遮蔽／距離／時間

　放射線業務従事者は管理区域内で作業するときは、被ばく線量を把握するために個人線量計を着用することが義務付けられています。2017 年度の個人線量計による実効線量の集計結果において、一般医療機関の測定対象者の平均線量は全体の平均線量よりも高い値を示しており、また法定線量限度の「50 mSv／年」を超えた作業者も見られました。医療関係者の被ばくの防護は、非常に重要です。

　外部被ばくとは体の外側にある線源から被ばくすることをいいます。外部被ばくの防護対策を行う際は、散乱線を含めた放射線の発生源や使用核種、また作業内容などを十分に把握したうえで防護計画を立てます。外部被ばくの防護の三原則として、遮蔽（を行う）、距離（を離す）、時間（を短くする）があげられます（図 II-7-1）。

遮蔽（を行う）

　遮蔽材として、高エネルギー β 線の場合はアクリル板、中～高エネルギー γ 線の場合は鉛ブロックやコンクリートブロックが利用されます。遮蔽を効果的に行うために、できるだけ線源に近い場所に遮蔽体を設置することが望ましいです。ブロック状のものを組み立てるときは隙間からの漏えい線に注意し、X 線や γ 線の場合は散乱線にも注意が必要です。また鉛入りゴーグルや鉛エプロンなどのプロテクタも使用されますが、事前に着用して実際の作業にどのような影響を与えるか、予め確認しておくことが必要です。

距離（を離す）

　放射線の量は、距離の二乗に反比例して減少します。このため線源から距離を離すことが必要であり、放射性物質の入ったバイアルや密封線源などの線源を扱うときは、直接触らずピンセットやトングを利用して距離を離すことを心がけます。

時間（を短くする）

　作業時間を短縮するためには、作業を速やかに行えるようにすることが必要です。そのために実際に放射線を扱う前に、放射線を扱わない条件で同じ作業を行うことで、実際の作業内容を把握し（コールドラン）、必要に応じ作業計画を立てます。

医療現場の場合、一般撮影では散乱線は主に患者さんから発生するため、介助が必要な場合は介助者が被ばくすることが想定されます。このことから介助者の被ばく防護（防護具の着用、介助の姿勢、など）にも注意しなければなりません。また放射性医薬品を投与した患者さんの体内からも放射線が放出されます。患者さんが管理された区域から不用意に退域してしまった場合、治療行為に関与しない区域外の医療関係者（例えば事務職員）や患者さんに接する家族が被ばくする可能性があります。被ばく線量の多寡にかかわらず、放射線防護について患者さんおよび介助者に対して説明することも必要です。また防護計画を策定するときは患者さんの孤立感を最小限にするような配慮も必要です。そのためにも、放射線防護に関する知識をもつことは重要です。

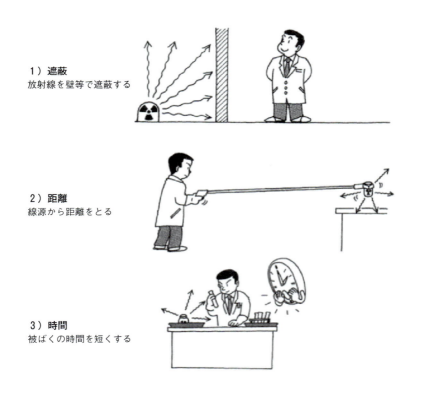

1）遮蔽
放射線を壁等で遮蔽する

2）距離
線源から距離をとる

3）時間
被ばくの時間を短くする

図 II-7-1 **外部被ばく防護の3原則**
（"Basic Knowledge of Radiation and Radioisotopes"、日本アイソトープ協会 (2016)).

8 内部被ばくの防護

🔓 経気道摂取／経口摂取／経皮膚摂取

　内部被ばくとは、体内に取り込んだ放射性物質から被ばくすることです。体内に取り込まれた放射性物質を取り除く(除染する)ことは困難であり、作業時から十分な注意が必要です。体内に取り込む経路として、経気道摂取、経口摂取、経皮膚摂取の3つの経路（図 II-8-1）があり、内部被ばくの防護ではそれぞれについて対策を行います。

　経気道摂取は、作業室など作業環境の空気中にガス状の放射性物質が存在することが主な原因となります。また粉末状の放射性物質や放射性物質が付着した埃が飛散することも原因となります。作業区域（管理区域）に専用の空調設備が設置されている場合は、必ず使用しなければいけません。密封されていない放射性物質（放射性医薬品など）を扱う際、とくに原液や高濃度、揮発性、粉末状の放射性物質を扱うときはフード（ドラフトチャンバー）やグローブボックスを使用して作業室内への飛散を防止します。フードを使用する時は空気の流れを確認します。また粒子状物質や粉塵の捕捉、ヨウ素などの各種ガス状物質の吸着能力のあるマスクを使用するのも有効な手段です。放射性物質の付着した埃が内部被ばくの原因になることもあるので定期的な清掃も必要ですが、その際も汚染に十分に注意しなければいけません。

　経口摂取は、放射性物質を飲み込むことで起こります。作業時は経気道摂取の項目で示した空調設備、防塵マスクやチャコールマスクを使用するのが有効です。また作業時は飲食、喫煙、化粧など、内部被ばくの原因になるような行為はしないようにします。

　経皮膚摂取は、皮膚の傷口（切り傷や刺し傷など）から体内に侵入することが原因です。作業をするときは、皮膚の露出を最小限にすることが重要で、作業時は防護衣、手袋を着用します。手袋は使用前に穴（ピンホール）が空いていないか、破損がないかなどを確認しなければいけません。作業中は手袋表面の汚染を随時確認し、汚染が発見された場合は早期に取り替えます。また必要に応じ、帽子、ゴーグル、安全メガネなどを使用します。これらの防護具で再使用するものは、作業終了

後に汚染検査を行うことを忘れないようにします。また注射器や刃物を使用する際は取扱に十分に注意します。ガラス製品を扱う場合は、破片等の取扱に十分注意し、ガラスアンプルを開封する必要がある場合は、アンプルの開封方法を把握し、開封後に必要なものなどを事前に準備しておきます。また廃棄する際も十分に注意しなければなりません。

1）経気道摂取

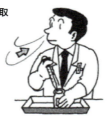

2）経口摂取

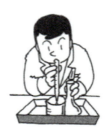

3）経皮膚摂取

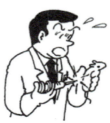

図 II-8-1 内部被ばく防護の 3 原則
（"Basic Knowledge of Radiation and Radioisotopes"、日本アイソトープ協会 (2016)）.

9 等価線量と実効線量

🔑 吸収線量／等価線量／実効線量／放射線加重係数／組織加重係数／預託線量

　放射線防護のための量には、放射線による健康影響に関連する防護量と測定器で測定可能な実用量があります。放射線による人体の影響を評価するための等価線量と実効線量は防護量であり、直接測定することはできません。これらは吸収線量を基本として定義しています。

　吸収線量は、物質1kgが放射線から吸収したエネルギーを表します。放射線を照射された物質は放射線からエネルギーを吸収します。このとき、放射線から吸収したエネルギー量を物質の単位質量あたりの量で表したものが吸収線量で、単位はGy（グレイ）が使われます。物質1kgあたり1J（ジュール）のエネルギーを放射線から吸収した時に1Gyと定義されます。

　等価線量は、特定の臓器・組織の影響を評価する量として用いられます。放射線はその種類やエネルギーによって臓器・組織などの生体組織に与える影響の度合いが異なり、吸収線量だけではその影響が評価できません。そこで、放射線の種類や影響を考慮して、その影響の度合いを重み付ける放射線加重係数 w_R（表II-9-1）を定義し、吸収線量に掛け合わせたものが等価線量で、単位はSv（シーベルト）が使われます。

　実効線量は、放射線による全身のリスク評価を目的として導入された線量概念です。発がんや遺伝的影響の確率的影響は、臓器や組織によって感受性が異なり、等価線量だけでは評価できません。人の体全体の確率的影響を評価するために、臓器・組織の感受性の度合いを組織加重係数 w_T（表II-9-2）として定め、臓器・組織の等価線量に掛けて和をとったものが実効線量で、単位は等価線量と同じくSvが使われます。

　その他に体内に取り込んだ放射性物質によって、将来にわたって個人が受ける被ばく線量を評価する預託線量があります。体内に放射性物質を取り込んだ場合、放射能が減衰する、あるいはその放射性物質が体外に排出されるまで被ばくし続けます。放射性物質を体内に取り込んだ時点で、将来にわたって被ばくする線量を算定（積算）しておく預託線量が内部被ばく線量の評価に用いられています。積算期間は、

成人では摂取より50年間、子供は摂取から70歳までとされています。
　預託線量の算定に等価線量を用いた場合は預託等価線量、実効線量を用いた場合は預託実効線量といいます。

表 II-9-1 放射線加重係数 w_R

放射線の種類	放射線加重係数	
	ICRP 1990年勧告	ICRP 2007年勧告
光子	1	1
電子およびμ粒子	1	1
中性子（エネルギー＜10keV）	5	連続関数
中性子（10keV＜エネルギー＜100keV）	10	連続関数
中性子（100keV＜エネルギー＜2MeV）	20	連続関数
中性子（2MeV＜エネルギー＜20MeV）	10	連続関数
中性子（20MeV＜エネルギー）	5	連続関数
陽子（反跳陽子を除く，エネルギー＞2MeV）	5	2
α粒子，核分裂断片，重い原子核	20	20

表 II-9-2 組織加重係数 w_T

組織・器官	組織加重係数	
	ICRP 1990年勧告	ICRP 2007年勧告
生殖腺	0.20	0.08
結腸	0.12	0.12
骨髄(赤色)	0.12	0.12
肺	0.12	0.12
胃	0.12	0.12
膀胱	0.05	0.04
乳房	0.05	0.12
肝臓	0.05	0.04
甲状腺	0.05	0.04
食道	0.05	0.04
皮膚	0.01	0.01
骨表面	0.01	0.01
脳	—	0.01
唾液腺	—	0.01
残りの器官	0.05	0.12

10 放射線生物影響の基礎1 ——疫学調査

疫学調査／原爆被爆者／チェルノブイリ原子力発電所事故／福島第一原子力発電所事故

　初期の放射線影響の理解は、主として疫学的な研究により組み立てられたもので、疫学研究と線量評価が精緻に組み合わされたものではありませんでした。その影響研究が大きく進むのは広島・長崎の被爆生存者の研究の後です。広島・長崎への原爆投下は両市合せて約30万人の死者という惨劇でしたが、その爆発の後も、長い年月にわたり約20万人の被爆生存者が火傷、放射線障害などに苦しめられることになりました。米国アカデミー（NAS）は、早期から被爆生存者の放射線障害、放射線影響の調査に乗り出し、原爆傷害調査委員会（ABCC: Atomic Bomb Casualty Commission）を設立しました。1975年、ABCCは日米共同出資の財団法人放射線影響研究所（RERF）に改組されました。ここでの放射線影響研究は、被爆者の疫学情報と、各個人の線量評価を組み合わせて行われ、放射線リスクの検討がなされており10万人を超えるこれほどの大規模な人のコホート研究は史上前例がありません。広島・長崎の被爆者集団に対して、がんなどの寿命調査、非がんなどの成人健康調査、子供への遺伝的影響調査などの大規模かつ長期にわたる疫学調査が行われています。この他、原爆放射線線量推定も行われ、米国によるT65D（1965年暫定線量）以外に日米合同委員会によるDS86（1986年線量）、DS02（2002年線量）などが求められています。広島・長崎の研究は放射線影響研究において、現在でも大きな位置を占め、この結果が放射線の人体影響ならびに放射線リスク評価の根幹をなす貴重な知見を与えています。

　他の大規模な疫学研究としては、1986年の旧ソ連（現ウクライナ）のチェルノブイリ原子力発電所事故後の疫学研究があげられます。同事故では33名の作業者が事故時に亡くなったほか、約30〜60万人の緊急時作業員（リメディエータ）が投入され数Svの被ばくを受けた者も多数存在します。それ以外の清掃作業者（約20万人）の被ばく線量も相当大きく（最初の1年間の平均で165 mSv）、その後の疫学的観察が必要です。80万人を超える周辺住民においても、放射性プルーム（放射性雲）や、初期の食品汚染の影響で外部被ばく、内部被ばくが起こりました。事故後、数年から十数年を経て、事故による被ばくに起因すると考えられる住民などの

^{131}I による甲状腺疾患、甲状腺がんの増加が約 6,000 人程度観察されています。

また、フランス、イギリス、アメリカ合衆国などの原子力作業者が就労期間中に受けた長期的な被ばくとがんの過剰リスクとの関係に関する疫学調査研究（INWORKS）も行われています。2011 年に起きた福島第一原子力発電所事故でも、チェルノブイリ事故同様に、周辺住民の放射線被ばく、^{137}Cs を中心とした環境の放射能汚染、^{131}I による甲状腺被ばくなどが見られました。放射線影響の詳細は今後になりますが、福島県内の約 30 万人の 18 歳以下の子供たちの甲状腺エコー検査などによる健康検査がすでに開始されています。このほか、人の疫学研究では、医療分野の治療でのデータなども使用されています。

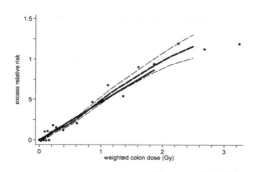

・追跡対象者：原爆被爆の生存者 10 万人
・縦軸は 30 歳の時に被ばくした人が 70 歳になったときの相対過剰リスク（1 のとき、固形がんのリスクが 2 倍）
・横軸は結腸の被ばく線量（がんの発生が多い結腸の被ばく線量を全臓器を代表する値としている）
・100 mGy 以上では直線性があるが、100 mGy 未満では分からない（なお、データの 8 割が 100 mGy 未満の被ばくである）

図 II-10-1 固形がんの線量反応関係

（Preston, D. L. *et al.*: Solid cancer incidence in atomic bomb survivors: 1958-1998. Radiat. Res. 168: 1-64, (2007)）.

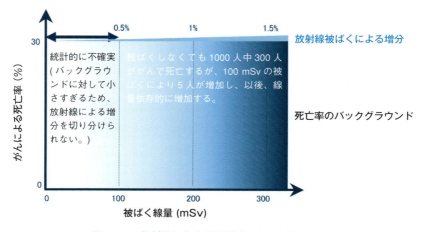

図 II-10-2 放射線によるがん死リスクの上昇

11 放射線生物影響の基礎 2 ——分子生物学研究

🔓 DNA／RNA／抗体／がん治療

　がんの生物学は急速に発展しています。分子生物学、ゲノム科学の進歩により、それまでブラックボックスであった放射線損傷・修復の機序が、遺伝子、タンパクの レベルで語れるようになりました。

　細胞周期に関係するものを含めて、それらを阻害する化合物、抗体などが開発され、分子レベルでの放射線増感あるいは防護が現実的なものとなりつつあります。実際、分子標的薬剤として開発された、EGFR, Farnesyl transferase, Angiogenesis などの阻害剤は放射線との相互作用が明らかです。

　EGFR 抗体に至っては、局所制御率、生存率の向上が頭頸部がんで示されており、放射線治療との併用が最も先行しています。今後、放射線損傷等、直接関係する分子の阻害剤の開発が進めば、大きなブレイクスルーが期待できます。

　そういう意味でも、放射線治療生物学は、まさに Translational Research（TR: 橋渡し研究）のよい対象です。放射線生物学における大きな研究テーマであった低酸素（ハイポキシア）は、がんの悪性度を増幅するストレス応答、がんの幹細胞において、重要な役割を担うことが近年明らかにされ、がん研究の大きなテーマになってきました。

　がん治療が集学的治療、中でも薬物療法と放射線治療の併用が今後のがん治療の主流になることが予想されます。放射線増感を得るための薬剤の選択、併用に関する最適化研究の知見に基づいて臨床プロトコールが決められることを考えますと、臨床応用に軸足を置いた生物研究の推進は、放射線腫瘍医が臨床試験のリーダーシップを取るうえで、またより有効な併用レジメンを開発するうえできわめて重要です。

　医学の進歩、さらには医療経済面を考えると、今後のがん治療は個別化医療へ向かわざるを得ません。個別医療の基本は、個々の生体情報の修得であり、ゲノム・プロテオミクス解析、分子イメージングなど、今後大きく発展するであろう技術

を含めて、生物学的基盤研究の重要性が明らかです。生物学的、物理工学的なアプローチが統合された個別化医療が放射線腫瘍学の目指すべき大道でしょう。

表 II-11-1 放射線の遺伝学・分子生物学的観点から見た生体影響研究と応用技術発展の歴史

発表年(研究期間)	発見(発表)者：研究テーマ	備考(放射線との関係)
1865年	メンデル：メンデルの法則発表	
1927年	マラー：X線照射によるショウジョウバエの人為的突然変異誘発を発見	X線照射による生物影響
1928年	スタッドラー：X線照射によるトウモロコシの人為突然変異誘発を発見	X線照射による生物影響
1928年	グリフィス：肺炎双球菌の形質転換の原理を発見	
1933年	モーガン：遺伝子が染色体上に存在することをショウジョウバエで発見	
1944年	エーブリ：肺炎双球菌の形質転換を起こす物質がDNAであることを発見	
1952年	ハーシー、チェイス：遺伝子の本体がDNAであることを発見	放射性同位元素利用
1953年	ワトソン、クリック：DNA二重らせんモデル提唱	X線結晶回折
1958年	クリック：セントラルドグマ提唱	
1970年	アーバー、スミス、ネイサンズ：制限酵素発見 テミン、ボルティモア：逆転写酵素発見	
1972年頃～	遺伝子組換え技術開発急速化	放射性同位元素利用
1977年～	DNA塩基配列決定技術確立(第一世代)ジデオキシ(サンガー)法、マクサム・ギルバート法	放射性同位元素利用
1974年頃～ 1990年頃	リンダール、モドリッチ、サンジャル：DNA修復機構の解明研究	
1990年頃～	DNA塩基配列決定技術発展(第二世代)	
1990年～	ヒトゲノム計画発足	
2003年	ヒトゲノム完全解読	

12 確定的影響

🔓 しきい線量／重篤度／生殖腺／水晶体／骨髄

確定的影響とは、影響の発生する最小の線量（しきい線量：同じ線量を多数の人が被ばくしたとき、全体の1％の人に症状が現れる線量）が存在し、それを超えて被ばくした場合には、線量の増加に伴い影響の発生確率とその症状の重篤度が増加する放射線影響のことをいいます。

確定的影響は大量の放射線を受けた結果、多数の細胞死が起こることが原因として生じますが、症状の現れ方には個人差があります。しきい値以上では、線量増大とともに障害の重篤度が増す一方、放射線感受性の差を反映して、発症の頻度はS字型に増し100％に達します。

しきい値とは細胞維持の要である細胞集団に放射線損傷を認め得る最小線量のことですが、それは器官や組織に依存し、細胞の増殖や回復などの違いでも異なります。

一回被ばくの場合の確定的影響のしきい値は、多くの場合1 Gy程度以上で、100 mGy程度以下の一回被ばく又は毎年繰り返し被ばくでは、臨床的に認められる症状は現れません。なお、同じ線量の被ばくであっても、数ヵ月から数年の長期の被ばくの場合、細胞の回復効果が期待できるのでしきい線量は一般に大きくなります。放射線防護上、生殖腺、眼の水晶体と骨髄の確定的影響は高感受性で注目されています。

主な確定的影響障害の特徴は以下の通りです。

1．造血組織　造血機能の低下と死亡。赤色骨髄が0.5 Gy程度被ばくすると血球の供給が止まる。リンパ球減少のしきい線量は0.25 Gyであり、回復は他の血球に比べて遅い。

2．皮　膚　紅斑、脱毛、乾性落屑、湿性落屑、壊死。被ばく線量が増すと、潜伏期が短くなり症状の重篤度が増す。しきい線量は、脱毛（3 Gy以上）、紅斑・色素沈着（3～6 Gy）、水泡形成（7～8 Gy）、潰瘍形成（10 Gy以上）、難治性潰瘍（20 Gy以上）。

3．生殖腺　不妊。男性で、一時的不妊は約0.1 Gy、永久不妊は約6 Gy、女性の永

久不妊は約 3 Gy。

4．眼の水晶体　水晶体混濁と視力障害（白内障）。ICRP 2007 年勧告では、一回被ばくで発症 1% のしきい線量として、視力障害（白内障）は約 1.5 Gy。ただし、中性子など高 LET 放射線では効果が大きく、しきい線量は 1.5 Gy の 1/2 以下。

5．甲状腺　機能低下症、急性甲状腺炎、慢性リンパ性甲状腺炎（橋本病）。成人の場合、甲状腺機能低下症のしきい線量は 25 ～ 30 Gy 程度で、被ばく後 1 年以内に症状が現れます。急性甲状腺炎は被ばく後 2 週間で症状が現れます。慢性リンパ性甲状腺炎（自己免疫疾患）は数年後に症状が現れる可能性があります。小児は成人に比べ感受性が高いとされています。ヨウ素は選択的に甲状腺に蓄積するので、とくに問題になるのは放射性ヨウ素による甲状腺の被ばくにより生じる身体影響です。

6．胚と胎児　胚の致死、奇形や成長・形態変化と精神遅滞。ヒトのデータは少ないものの、実験動物での知見に基づき、胚の致死、奇形や成長・形態変化のしきい線量は 100 mGy、原爆調査から重度の精神遅滞のしきい線量は 300 mGy としています。

7．消化管　小腸の胃腸管障害死。小腸が 10 Gy 以上の急性照射を受けた場合、クリプト（小腸粘膜の繊毛の付け根に存在し分裂を盛んに行っている細胞）の細胞分裂が停止し、吸収上皮細胞の供給が絶たれ、粘膜上皮の剥離、萎縮、潰瘍が発生します。

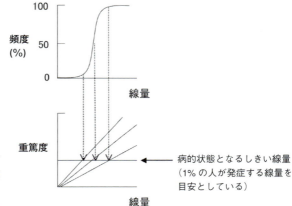

図 II-12-1　確定的影響
しきい線量を越えて被ばくした場合に現れる。被ばく線量の増加に応じて、症状の重篤度は重くなる。

13 確率的影響

発がん／遺伝的疾患／リスク／疫学調査

　確率的影響とは、損傷した単一体細胞に起因した発がん（悪性新生物）、単一生殖細胞に起因した遺伝性疾患のように、放射線被ばくにより、影響の発生する最小の線量（しきい線量）が存在しない影響を指します。

　がんや遺伝的疾患は、放射線に晒されていない集団の中でも一定の頻度で自然発生的に発症し、同じ条件での放射線を被ばくした集団の中でも発症について個人差がでてきます。さらに被ばく線量に比例して重篤度が増すのではなく、発症頻度が上がるだけです。

　がんは、DNA の損傷、傷を受けた細胞の増殖、これらの細胞が増殖、浸潤、転移能などの性質を得る、という 3 段階を経て出現します。以上の過程の各段階において、発がんの引き金の要素は存在しますが、多くの場合は生体の修復機構によって出現は抑制されます。それでも一部の突然変異細胞の子孫細胞に複数の遺伝子突然変異や発現レベルの変化が追加的に起こると、細胞のがん化の可能性は高まります。そこで、細胞のがん化を 1 個の細胞に生じた DNA の傷から派生した複数遺伝子の修復されない変異の蓄積と考え、発がん影響の評価には被ばく線量をすべて考慮します。この考えに基づいて、影響の発生確率は被ばく線量に比例するとされています。確かに放射線は上記 3 つのいずれの過程にも作用する可能性があるため、発がん原因の一つですが、大部分の発がんは日常生活に起因しているため、低線量被ばく状況下で発生したがんの原因を特定することは難しいです。

　実際の放射線被ばくに起因するがん（白血病と固形がん）の確率的影響は、主に年齢と性の揃った、原爆被爆者の調査に基づき評価されています。調査対象の集団が特定の疾患をもっていない、全身均等被ばくをしている場合が多い、種々の臓器・組織についての評価、という観点から、評価の信頼性は高いです。原爆被爆者のほかに、医療被ばく患者、ラドン吸入の鉱山被ばく労働者のデータも併せて検討されており、結果は特定の臓器に起こるがんのリスク評価を補足しています。

　原爆被爆者の膨大なデータからでも 100 mSv 程度よりも低線量では発がんリスクの有意な上昇は認められません。そこで、マウスの体重など生理学的指標に基づ

いて外挿する動物実験や培養細胞実験によりヒトでの影響を推定することで、低線量放射線に対する影響の疫学調査の結果を補完しているのです。

　放射線被ばくした生殖細胞中の遺伝子突然変異や染色体異常が子孫に引き継がれると遺伝性疾患が発生する可能性があります。被ばくにより、単一遺伝子の突然変異、染色体の構造・数の異常、それらが遺伝的影響として現れる可能性、放射線以外の他の環境要因との組合せによって発現する遺伝的影響（多因性疾患）の発症の可能性が考えられます。しかし、現在のところ、遺伝性疾患を生ずる放射線障害例はマウスなどの実験データだけで認められており、原爆被爆者の2世についての疫学的調査などから、ヒトに対する放射線被ばくによる遺伝的影響について統計的に有意な増加を示すことは確認されていません。

図 II-13-1　確率的影響
● しきい値が存在せず、線量の増加とともに影響の発生確率が増加する。
　・がん
　・遺伝的影響
● 被ばく線量が増加しても、症状の重篤度は変わらない。

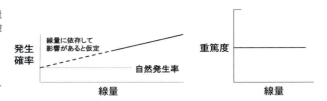

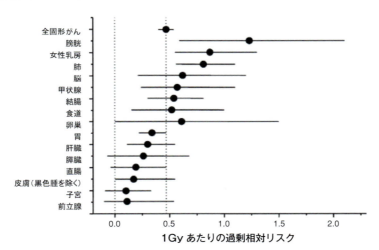

図 II-13-2　確率的影響——原爆被爆者の発がんリスク
被ばく時年齢30歳(男女平均)の人が、70歳に達した時の1 Gyあたりの部位別がん発生率が、被ばくしなかった時と比べて何パーセント高かったかということを示す。横線はバラツキの範囲(バラついても全体の90%はこの範囲に入る)を示す。
(Preston DL et al.,: Radiat Res, **168**: 1-64, 2007 より改変)

14 急性影響と晩発影響

潜伏期／高線量率被ばく／全身被ばく／局所被ばく／がん／白内障

　放射線の身体的影響（被ばくした本人に現れる影響）は、被ばく後に影響が現れるまでの期間（潜伏期）により、大きく急性影響と晩発影響に分類されます。

　急性影響は潜伏期が比較的短く、被ばく直後から数十日のうちに現れる影響であり、晩発影響は数ヵ月から数十年にわたる潜伏期間を経て現れる影響です。

急性影響

1）全身あるいは身体（体幹部）の広い範囲が、短時間に 1 Gy 以上被ばくした場合（高線量率被ばく）に、被ばく後短期間で現われる症状

a. 急性放射線死

　およそ 3 〜 5 Gy の被ばくにより半数が死亡し、7 〜 10 Gy の被ばくによりほぼ全数が死亡します。多くの組織や臓器障害を起こします。とくに細胞増殖の盛んな組織（造血器、消化管粘膜、皮膚、生殖腺の幹細胞など）が影響を受けやすく、これらの臓器の障害による症状が主体となります。全身被ばくによる死亡の原因や潜伏期間は、線量によって異なります。

b. 急性放射線症……経過は通常 4 期。

- ・第 1 期：吐き気、嘔吐（1 〜 2 時間後から 1 〜 2 日続く）、脱力感。
- ・第 2 期：翌 1 週間くらいで、自覚症状はないが、造血障害が著しく進行します。
- ・第 3 期：その後数週間で、放射線障害が全身に拡大し、造血障害およびそれに伴う出血傾向、感染症、主要臓器の萎縮を生じ、重症な場合には死亡。
- ・第 4 期：回復期。慢性的障害を残すことが多い。

　急性放射線症は被ばく線量により主として現れる症状は異なります。数 Gy 以下の被ばくの場合には造血臓器（骨髄など）の症状が主症状です。10 Gy 程度の被ばくの場合には消化管の症状が現れ、さらに線量が高くなる（15 Gy 以上）と中枢神経系の症状が主となります。被ばく線量が高いほど急性放射線症の症状が出現するまでの潜伏期間は短くなります。

2）局所被ばくの急性影響

　局所被ばくの場合には被ばくした組織に障害が発生しますが、その程度は被ばくした組織の量と線量に依存します。皮膚の場合、被ばく線量が増すに従い、脱毛、炎症や紅斑、水泡、潰瘍等の症状を生じます。爪も同様で、被ばく後肥厚、脱落し、潰瘍に進行します。受けた線量が低い場合には、現れる症状は一過性のものでありますが、線量が高ければ、慢性化します。

3）急性影響を助長する因子

　急性障害の発現には、種々の要因（放射線の種類、線量率、被ばく年齢、遺伝的素因、健康状態、内分泌系の状態、温度、被ばく後に受けた治療など）が関与していて複雑ではありますが、障害評価上から見れば、程度の差はあるにしても、全身被ばくによる線量が効果明瞭に急性障害が現れるのは 0.5 Gy 以上といえます。

晩発影響

　がん、白内障などが挙げられます。潜伏期間は被ばくした器官・組織の種類、被ばくしたときの年齢、被ばく線量によっても異なりますが、数年から数十年に及ぶため放射線被ばくとの因果関係が不明瞭であり、自然発生のものとの区別が難しいです。白内障を起こす最低線量は、X線の1回照射では 6〜10 Gy、潜伏期間は平均 2〜3 年です。一方、慢性被ばく（少量ずつ長時間にわたる）も晩発影響の原因の一つです。

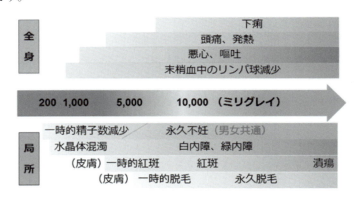

出典：原子力安全委員会健康管理検討委員会報告（平成12年）他より改変

図 II-14-1　全身被ばくと局所被ばく

15 各種サーベイメータ

GM 管式／シンチレーション式／電離箱式／レムカウンタ

　放射線防護のためには、施設内外の空間線量の測定や汚染検査を行うことが重要です。この目的のために、手軽に持ち運べて操作が簡単な測定器としてサーベイメータが使用されます。サーベイメータには次のような種類があります。

1）GM 管式サーベイメータ

　GM（ガイガー・ミュラー）管式サーベイメータは放射線による気体の電離作用を利用したもので、最も一般的に普及しています。主に β 線の測定に適しています。測定感度は下がりますが、γ 線や X 線にも使用できます。しかし、強い放射線に対しては全く計数できなくなる「窒息現象」という状態となるために、このような場合には使用できません。

2）シンチレーション式サーベイメータ

　シンチレーション式サーベイメータはシンチレータと呼ばれる発光物質が放射線により発光する現象を利用したものです。γ（X）線にはシンチレータに NaI（Tl）結晶を用いた NaI（Tl）シンチレーション式サーベイメータが用いられます。このサーベイメータは線量率測定（μSv/h）を行うことができます。しかし、50 keV 程度以下のエネルギーの γ（X）線には応答しません。このために ^{125}I などの低エネルギー γ（X）線の測定には専用のものを用いる必要があります。この他に、シンチレータとして ZnS（Ag）を用いた α 線測定用、プラスチックを用いた β 線測定用のシンチレーション式サーベイメータがあります。

3）電離箱式サーベイメータ

　電離箱式サーベイメータは GM 管式サーベイメータと同様に、放射線による気体の電離作用を利用しています。電離箱式サーベイメータはエネルギー依存性が小さいことから、空間線量を精度よく測定できます。中レベル以上の γ（X）線の測定において最も精度がよいという特徴があります。その一方でバックグラウンド程度

の低い線量測定には適していません。X線撮影時や散乱線量などの測定に使用されます。

4）その他のサーベイメータ

サイクロトロンなどの加速器を使用する施設では中性子線の漏洩などに注意が必要です。中性子サーベイメータにはレムカウンタと呼ばれるものがあり、ポリエチレンなどの減速材で速中性子を減速させて比例計数管で熱中性子を検出します。

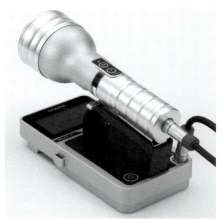

1）GM管式サーベイメータ

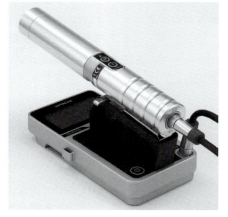

2）シンチレーション式サーベイメータ

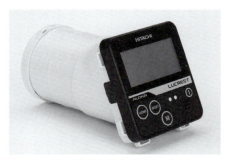

3）電離箱式サーベイメータ

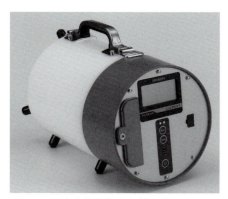

4）中性子サーベイメータ

図 II-15-1 各種サーベイメータ
（(株)日立製作所ヘルスケアビジネスユニット提供）

16 サーベイメータの使用方法

🔓 使用前の確認／時定数／自然計数率／バックグラウンド／校正

　サーベイメータはその検出器の種類により目的や測定対象、あるいは測定する放射線の種類やエネルギーにより、適切なものを使用することが必要です。サーベイメータを使用する際には次のような一般的な注意点があります。

使用前の確認

　通常、サーベイメータを使用する時にはバッテリーの残量と適切な電圧（HV）がかかっているかを確認する必要があります。自動で確認できる機種もあります。この他に、GM 管式サーベイメータの場合にはプローブ内に封入されている不活性ガスの漏れにより検出器として機能しなくなっている場合もあるので、注意が必要です。

時定数の選択

　サーベイメータが正しい結果を表示するまでにはある程度の時間を要します。一回の測定には時定数の 3 倍以上の時間が経過した後に数値を読むことが推奨されます。典型的なサーベイメータ、とくに GM 管式サーベイメータでは、時定数を 3 〜 30 秒に設定することができます。放射線量を正確に測定する場合には時定数を長くします（30 秒）。一方、時定数を短くすると（3 秒）、検出器の応答が早くなり、素早く汚染を検出することができます。このため、汚染検査時には時定数を短くして使用します。

自然計数率（バックグラウンド、BG）を知る

　BG は使用するサーベイメータ毎に異なります。また場所によっても異なり、さらに同じ場所でも日により変動することがあります。このために使用するサーベイメータの BG を常に把握しておくことが必要です。サーベイメータの電源を入れた時に、BG が通常より大きく変動した値を示した場合はサーベイメータの不具合あるいは汚染の可能性があります。汚染検査時に BG の 2 〜 3 倍の値を示した時には

汚染があると判断できます。

サーベイメータの汚染に注意する

　サーベイメータの本体の他、検出器の汚染に注意する必要があります。GM管式サーベイメータやシンチレーション式サーベイメータでは、検出器部分を薄いラップ等で覆って使用します。汚染した手で操作することは避けなければなりません。高濃度で汚染している状況ではサーベイメータ全体をポリ袋等で覆って使用する場合があります。サーベイメータの保管にも汚染がないように注意することが必要です。

定期的に校正をする

　サーベイメータは定期的に校正したものを使用することが重要です。これによって信頼できる測定値あるいは計数値を得ることができます。校正は校正事業者の照射場で基準の線源を用いて行われます。

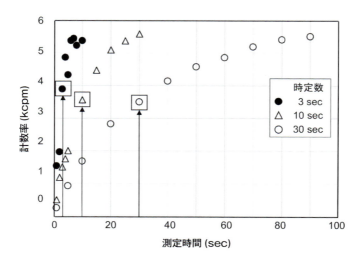

図 II-16-1　GM管式サーベイメータの時定数と計数率の関係
正しい計数率を読み取るには時定数の3倍以上の時間を待つ必要があります。時定数が30秒の場合には正確な読み取りができます。しかし汚染検査のためにサーベイメータを動かしながら測定する場合には、応答が遅くなり、とくにスポット状の汚染を見逃してしまう可能性があります。時定数が3秒の場合は、計数率の値にバラツキ（不確さ）が大きいことがわかります。測定する状況に合わせて時定数を選択することが必要となります。（鳥取大学 北 実氏のデータより）

17 放射線の健康リスクの考え方

🔓 健康リスク／線量評価／リスク評価

　放射線の健康リスクのアセスメントは、図 II-17-1 に示すような、放射線の測定、被ばく線量評価、健康リスク推定の3つのプロセスをたどります。次章で示す被ばく状況のうち、計画被ばくの場合は、外部被ばくについては個人被ばく線量が測定されているため線量評価は比較的容易ですが、緊急被ばく、現存被ばくの場合は、個人被ばく線量が測定されていることの方がむしろ珍しく、周辺の放射線環境の計測データを手掛かりに被ばく線量を算出します。内部被ばくも、被ばく後の直接測定が可能であり、また放射線環境から推定することもできます。ここまでは、放射線の種々の測定値から被ばく線量を割り出すプロセスであり、放射線測定器と机上計算で答えの出る科学的なアセスメントといえます。

　次に、得られた被ばく線量をモノサシに当てて健康影響を考えます。モノサシには生物学的なモノサシと規制科学的なモノサシがあります。図 II-17-2 にはモノサシの代表的な数値を書き入れてみました。確定的影響は、生物学的なモノサシであるしきい値を超えるか超えないかで影響の有無を判断できます。超えた場合には、心理ケアを含めた一定の医療ケアの対象となります。確率的影響にはしきい値がないため、影響の有無を科学的に示すことはできません。そこで規制科学的なモノサシとして、いくつかの線量限度があります。もっとも、これは基準値設定のために容認できるリスクの程度として保守的な計算（リスクを大きめに計算）のもとに放射線施設規制のために算出されたもので、影響の有無の境界線を示すものではありません。それでも線量限度以下であれば健康リスクは無視できるでしょうが、超えた場合は、疫学的に発がんの過剰リスクが有意となる 100 mSv が次のモノサシとなります。ただし 100 mSv 未満での発がんリスクがゼロだというわけではなく、他のリスク要因に紛れて、放射線のリスクだけを切り分けて検出することができなくなるという解釈です。

　健康リスクのアセスメントとしてはここまでですが、最終的な健康リスクの判断、

すなわち納得し安心できるか、という点には、多分にリスク認知等の心理的要因と医療環境やマスメディア等の社会的要因が影響します（図 II-17-3）。意思決定プロセスにリスクコミュニケーションは重要です。科学的アセスメントの結果を正解として判断を迫るのではなく、傾聴し相手の立場と考え方を理解したうえで、事実に基づいた考え方を述べることが基本です。

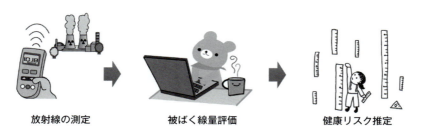

図 II-17-1　放射線被ばくによる健康リスクアセスメントの流れ

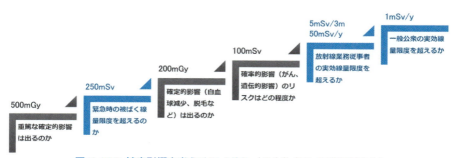

図 II-17-2　健康影響を考えるモノサシ（●生物学的　●規制科学的）

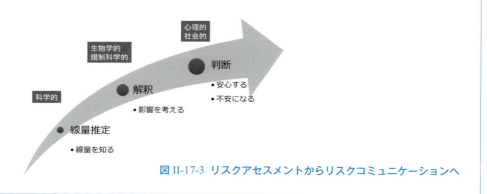

図 II-17-3　リスクアセスメントからリスクコミュニケーションへ

18 計画被ばく、緊急被ばく、現存被ばく

 計画被ばく／緊急被ばく／現存被ばく

　国際放射線防護委員会（ICRP）の2007年勧告によれば、放射線被ばくには、計画被ばく（Planned exposure）、緊急被ばく（Emergency exposure）、現存被ばく（Existing exposure）の3つがあります。

　計画被ばくとは、放射線管理区域等の管理が適用される場所において、線源を意図的に導入し運用する状況における被ばくのことで、平時の管理下における被ばくと言い換えることができます。例えば院内で放射線や放射性医薬品を使用し、診断・治療を行うときの被ばくがこれにあたります。このうち、医療従事者の被ばくは職業被ばく、患者さんの被ばくは医療被ばくと区別されます。職業被ばくは放射線障害防止法、電離放射線障害防止規則、医療法等にしたがい線量限度以下になるように管理されますが、患者さんの被ばく線量は計画通りの医療行為が行われる限り対象外となります。ただし診断のための被ばくについては、不要な被ばくを低減させる意識は必要です。

　緊急被ばくとは、線源の制御と計画的管理ができなくなった非常事態における被ばくであり、事故や悪意の行為から生じた予期せぬ状況があげられます。原子力発電関連事故や大型加速器施設における事故などの原子力・放射線災害が代表的なものです。事故の生じた施設の放射線業務従事者の被ばくは職業被ばくとなり、線量限度が適用されます。緊急作業対応者の線量限度が、一時的に引き上げられることもあります。一方、放射線が放射線施設外に漏洩したり、放射性物質が一般環境に拡散した場合には、一般住民の被ばくの可能性が生じます。これを公衆被ばくと言います。公衆の緊急被ばく時の線量限度は定められていませんが、事故の進展と収束の状況に応じて、健康影響を回避するための一定の線量範囲がICRPにより参考レベルとして示されており、原子力発電所事故の場合、線源が制御不能の状況では20 mSv～100 mSv/年、制御可能となった場合には1 mSv～20 mSv/年となっています。なお、次章で詳しく述べる原子力災害対策指針における緊急被ばく医療は、

この状況における被ばく患者さんのケアを目的とします。

　もう一つの緊急被ばくとして、計画線量を超える過剰照射等の医療事故が挙げられます。同じ医療被ばくであっても、計画被ばくとは異なり、過剰の被ばく線量による健康影響には重大な責任が伴うため、院内では、この緊急被ばくを防ぐことも放射線安全管理の対象となります。

　現存被ばくには、自然界の放射性物質や過去の行為の残留物を含む管理の開始時に既に存在する被ばく状況や、事故の回復・復興期で当面被ばく線量の平常時への低減が困難な状況における被ばくがあげられます。前者の例として原子力・放射線災害による汚染地域における被ばく、後者の例として高自然放射線地域やウラン残土処理場周辺における被ばくが挙げられます。福島県内の状況を考えてみると、事故後8年以上の経過した現在、すでに放射性物質の一般環境への放出は制御されており、新たな放出による居住地域における追加被ばくの可能性は低いので、現存被ばく状況にあるものと考えられます。高自然放射線地域等では、比較的低線量率であるものの、長期的な被ばくが生じます。世界的にはイランのラムサール、インドのケララ、中国の陽江など1 mSv/年をはるかに超える外部被ばく線量が認められる地域がありますが、現在のところ、それによる健康影響は認められていません。

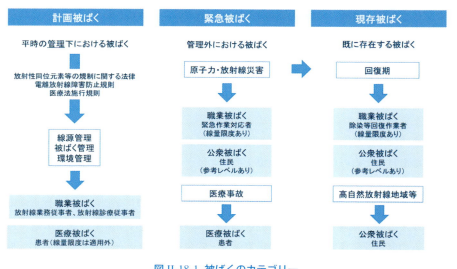

図 II-18-1　被ばくのカテゴリー

19 緊急被ばく医療体制

原子力災害対策指針／原子力災害拠点病院／高度被ばく医療支援センター

　放射線災害としては、原子力発電所等の原子力施設における事故や、核テロ、線源紛失事故などが考えられ、これらの事態では放射線管理区域はもとより一般環境への放射線と放射性物質の拡散による汚染と被ばくが生じます。

　緊急被ばく医療とは、**被ばく者の除染や二次被ばくの防止といった、放射能汚染に対する処置を含んだ救急医療**のことであり、通常の救急医療に加えて、放射能汚染の管理が必要となります。さらに、**医療を受け持つ医師やスタッフが被ばくしないように防護する体制**も必要となります。

　1999年のJCO臨界事故以降にわが国でもこの緊急被ばく医療体制が整備されてきましたが、東京電力福島第一原子力発電所事故後に、新たに設定された原子力災害対策指針とともに、緊急被ばく医療体制も原子力災害医療体制として再構築されつつあります。そこで、原子力災害時において汚染の有無にかかわらず傷病者等を受け入れ、被ばくがある場合には適切な診療等を行う**原子力災害拠点病院**と、それを支援する**原子力災害医療協力機関**が地方自治体により指定されています。これらの病院に所属し、原子力災害が発生した立地道府県等内において救急医療等を行う原子力災害医療派遣チームが、いざという場面での主役となります。しかし、2019年4月現在、原子力災害対策重点区域として指定されている24道府県のうち、原子力災害拠点病院が指定済みなのは20道府県に過ぎません。

　拠点病院では対応できない高度専門的な診療および支援、ならびに高度専門教育研修等を行うための高度被ばく医療支援センターとして、中心的・指導的役割を果たす基幹センターである量子科学技術研究開発機構（高度被ばく医療センター）をはじめ弘前大学、福島県立医科大学、広島大学、長崎大学、平時において拠点病院に対する支援や関連医療機関とのネットワークの構築を行い原子力災害医療派遣チームの派遣調整等を行う原子力災害医療・総合支援センターとして弘前大学、福島県立医科大学、広島大学、長崎大学が原子力規制庁より指定を受けています。

この枠組みで中心的に行われているのは、原子力災害医療派遣チームの研修と原子力災害医療訓練です。実習では処置室の大規模な養生から始まり、搬送患者の受け入れ、体表や創傷部の汚染検査、医療処置、放射性汚染物の処理など一連の作業がシナリオに従って進められています。放射線とは無縁の医療関係者であっても、原子力災害拠点病院や原子力災害医療協力機関の職員として、これらの研修に参加する機会もこれから増えるものと思われます。

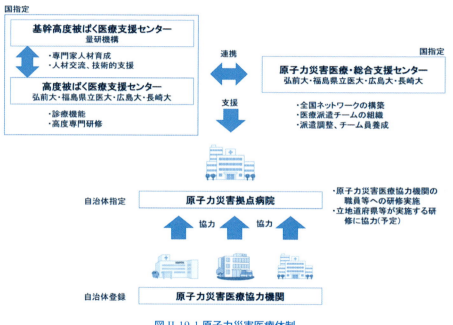

図 II-19-1 原子力災害医療体制

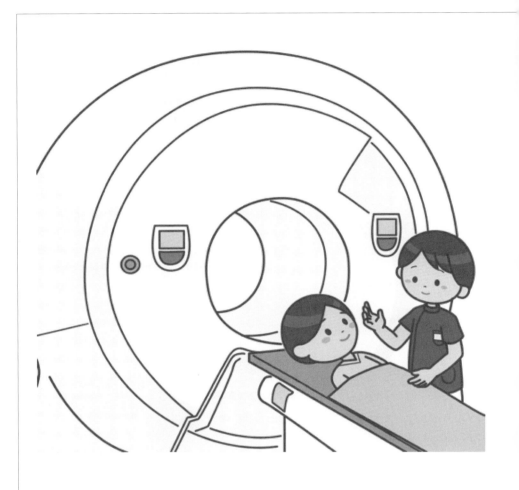

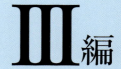

放射線の医療応用

　医療施設での放射線利用は、主として画像診断と治療に分かれ、それぞれ多岐にわたっており、現在の医療ではなくてはならないものになっています。その放射線の発生源も、非密封放射性同位元素(非密封RI)、密封RI、放射線発生装置とさまざまです。医療従事者がそれらすべてを理解することは大変ですが、自身が関わる検査の概要については、患者さんから質問を受けた際、また放射線から適切に身を守る点からも最低限知っておく必要があります。本章では、医療現場で使われている放射線利用に関して、放射線診断、放射線治療も従来型のものからホウ素中性子捕捉療法(BNCT)などの最新の機器までさまざまなモダリティ(医用画像撮影装置)について、その概要を示しています。

1 放射線診断と放射線治療

🔑 放射線診断／画像診断／放射線治療／外部照射／内部照射

　放射線診断とは、X線などの電離放射線を用いてがんなどのさまざまな疾患の診断を行うことですが、放射線以外の画像検査も含めて画像診断とも呼ばれています。単純撮影、乳腺撮影（マンモグラフィ）、造影検査（消化管、胆道、尿路、血管造影など）、超音波検査（US：Ultrasonography）、CT（Computed Tomography）、磁気共鳴画像診断（MRI：Magnetic Resonance Imaging）、核医学検査が含まれます。

　放射線診断では体内の主に形態の変化を検出して診断が行われますが、近年では機能診断にも用いられています。病院にはさまざまな症状を訴え、あるいは無症状でも検診や検査で異常を指摘された患者さんが来院しますが、主治医は詳細な問診や診察を行うとともに、血液検査、心電図・肺機能検査などの生理機能検査と画像検査を行い、診断を絞り込んでいきます。

　主治医と放射線診断医は、患者さんの身体的および経済的負担をなるべく少なくするように、さまざまな画像検査法の中から疾患に応じた最適な検査法を選択して診断を進めます。

　放射線診断（画像診断）の役割は、①病変の有無、②病変の性状（良性・悪性や治療の緊急性など）、③病変の進行度（がんでは病期分類）、④治療後の経過（治療効果判定や再発の検出）、を診断することにあり、診療の上で必要不可欠のものとなっています。

　放射線治療は、手術、薬物療法と並んでがんに対する3大療法の一つです。がんの治療においては病変部に放射線を照射し、がん細胞を死に至らせます。手術と比べて、臓器の機能を温存できる利点があります。近年ではコンピュータを含めた放射線治療機器の進歩や放射線生物学の研究により、病変部により多くの放射線を照射し、周囲の正常部には最小限の照射に抑える方法が進歩しており、治療成績の向

上と副作用の軽減が実現しています。

　体外から放射線を病変部とその周囲に照射する「外部照射」と、体内から照射する「内部照射」に分けられます。手術・放射線・薬物療法のなかでの治療法の選択や照射方法は、がんの病期分類（進行状況）、がんの種類、患者さんの状態などを総合的に判断し、主治医と放射線腫瘍医により判断されます。前述の様に、病期分類、放射線による副作用の診断、治療効果判定などは画像検査により行われるため、放射線診断と放射線治療は密接に関連しています。それぞれの放射線治療法の特徴と適応、成績などの詳細な内容についてはIII編7〜11章を参照して下さい。

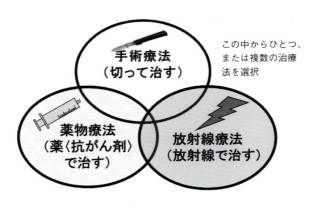

図 III-1-1　がんの主な治療法

表 III-1-1　画像診断

X線を使うもの	単純撮影、乳腺撮影 (マンモグラフィ) 造影検査 (消化管、胆道、尿路、血管造影など) CT (Computed Tomography)
ラジオアイソトープを使うもの	核医学検査
放射線以外を使うもの	超音波検査 (US : Ultrasonography) 磁気共鳴画像診断 (MRI : Magnetic Resonance Imaging)

2　X線診断

X線診断／画像診断／単純X線検査／マンモグラフィ／造影X線検査／X線CT検査

　X線診断ではX線を体外から照射し、透過したX線をフィルムや検出器で画像化して診断します。人体には空気などX線の吸収がほとんどないものから、脂肪のようにX線がわずかに吸収されるもの、水や筋肉のようにある程度X線が吸収されるもの、あるいは骨のようにX線の吸収が大きいものがあります。単純X線写真では、これらのX線吸収の差（空気・脂肪・水・骨）を4段階で識別することが可能です。空気は黒く、骨は白く描出されます。

　X線を利用した画像診断には、単純X線検査、マンモグラフィ、造影X線検査、X線CT検査が含まれます。造影剤を使用せずに撮影するX線撮影を単純X線検査と呼びます。臓器の中での正常組織と病変部のコントラストを付けて病変を検出し、あるいは骨同士の位置の異常を検出します。最も一般的な検査は胸部単純X線検査です。正常な肺組織は空気で満たされているためにX線の吸収はほとんどありませんが、がんや肺炎の場合は水濃度が高いためにX線吸収の差が明確になり、これにより病変を診断します。マンモグラフィも造影剤を使用せずに撮影するX線撮影ですが、乳腺は前胸壁にある表在臓器であるため、胸壁から乳腺を引き出して圧迫板により圧迫を加えて撮影します。ただし、乳腺内で正常乳腺組織と腫瘍のX線吸収の差が小さいために低電圧で、陽極とフィルタも乳腺用の特殊なもの（モリブデン、ロジウム、タングステンなど）を使用します。このように他の単純X線撮影と比べて特殊なX線撮影ですので、マンモグラフィとして区別され呼ばれています。マンモグラフィは乳がんの検出に有効な診断方法で、わが国においても対策型検診（全体の死亡率低減に有効との根拠に基づいて自治体が税金を投入して行われる検診）として40歳以上の女性に対し2年に1度の乳がん検診が推奨されています。

　造影X線検査では主に陽性造影剤（X線撮影で白く映るもの）を用いて、病変や目的の臓器と周囲組織のコントラストを明瞭にします。消化管では硫酸バリウムやガストログラフィン（ヨード造影剤）が使用されます。消化管内腔は白く描出され、

さらに陰性造影剤（X線撮影で黒く映るもの）である空気を投与すると、二重造影になり粘膜面の微細構造が描出され、小さな病変（がん、ポリープ、潰瘍）の検出や、がんや潰瘍の深達度診断に有用です。

　この他の造影検査として頻度の高い検査として、尿路造影、胆道造影があります。これらは陽性造影剤のヨード造影剤を静脈内に投与し、造影剤が腎臓、腎盂から尿管に、あるいは肝臓から胆管に排泄され、排泄されるタイミングで撮影を行います。血管造影は血管内に挿入したカテーテルを介してヨード造影剤を注入し、X線撮影を行う造影検査です。X線CT検査は、人体の周囲をX線管球と対面にある検出器が回転し、人体を通過し減衰したX線の量からどの部位でどの程度X線が吸収されたかを計測し、コンピュータにより再構成を行い、画像化します。

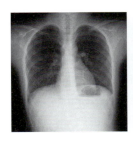
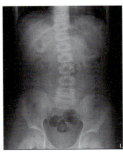
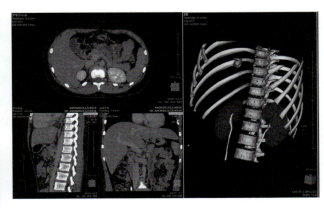

図 III-2-1 X線診断
左上：胸部単純X線画像　肺や心臓などを観察
左下：腹部単純X線画像　臓器のわずかな濃度を観察
腹部CT画像
　任意の断面や三次元表示することで形状を詳細に観察できる

3 核医学シンチグラフィと SPECT 検査

🔑 核医学検査／シンチグラフィ／ SPECT ／放射性医薬品／脳血流／心筋血流／骨シンチグラフィ

　シンチグラフィと SPECT（Single Photon Emission Computed Tomography）検査は核医学インビボ検査のひとつであり、一本（single）の光子（photon、X 線または γ 線などの電磁波）を放射（emission）する放射性同位元素を用います。

　撮像装置はシンチレーションカメラまたは SPECT 装置とよばれ、体内から放出された放射線を光に変換したのちに電気信号として情報化します。得られる平面画像をシンチグラフィ、断層画像を SPECT 画像といいます。

　一本の光子を放射する放射性同位元素には、^{99m}Tc、^{67}Ga、^{123}I、^{201}Tl、などがあり、このうち ^{99m}Tc が最も多用されます。これらをさまざまな化合物に標識して目的臓器に集積する放射性医薬品を合成します。例えば、骨の検査には骨組織に集積するリン酸に ^{99m}Tc を標識したものを、肝臓の検査には肝細胞に集積するアミノ酸に ^{99m}Tc を標識したものを用います。妊婦は胎児の被ばくを考慮して原則禁忌であり、授乳中は母乳中への移行があるため断乳などの指示が必要です。

　検査はまず放射性医薬品を投与し、体内に分布するまで一定時間待機したのち、目的部位の撮像を行います。投与はほとんどが静脈注射ですが、他に経口、吸入、局所注射、などもあります。待機時間は検査によって 0 分から 7 日までさまざまですが、多くは数時間です。撮影には数分から数十分を要します。検査前には影響する薬剤や生理変化を制限します。予備能を診断する検査では負荷を行う場合もあります。

　脳では脳血流 SPECT 検査が代表的です。脳内の血流分布を画像化することで脳梗塞の診断とリスク評価ができます。また、脳血流は脳の機能を反映するので認知症の診断にも利用されます。その他に、パーキンソン病やてんかんを診断する神経伝達機能 SPECT 検査などがあります。

心臓では心筋血流SPECT検査が代表的です。心筋内の血流分布を画像化することで心筋梗塞や狭心症の診断とリスク評価ができます。血管の太さなどの形態とは異なり、心筋細胞の活動性や生存性などを知ることができます。その他には、心筋の交感神経機能や脂肪酸代謝を診断するSPECT検査があります。

内分泌系では、ホルモン産生能を診断する甲状腺シンチグラフィや副腎皮質シンチグラフィをはじめ、副腎髄質シンチグラフィ、副甲状腺シンチグラフィ、などがあります。

腎臓では、腎糸球体濾過率や腎有効血漿流量を測定する腎動態シンチグラフィ、腎瘢痕を診断する腎静態シンチグラフィ、などがあります。画像を用いることで左右の腎機能を個別に測定できます。

骨シンチグラフィは、骨代謝の異常を診断することでがんの骨転移を全身で一度にかつ鋭敏に検出できます。肝臓では、肝細胞機能、胆汁産生能と胆汁の流れ、クッパー細胞機能を診断する肝シンチグラフフィなどがあります。

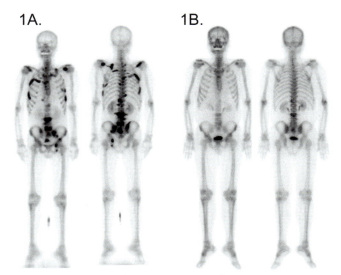

図 III-3-1 化学療法前後の骨シンチグラフィの画像
前立腺がん多発骨転移。治療前には躯幹骨に複数の異常集積を認め、多発骨転移と診断された (1A)。化学療法後では多くの骨転移が消失していることが確認された (1B)。

4 放射性医薬品

🔑 核医学／放射性医薬品／代謝画像／機能画像／インビボ検査／インビトロ検査／ジェネレータ

　核医学とは「非密封RIを用いる医学の一分野」です。非密封RIを目的の化合物に標識して薬剤としたものを放射性医薬品とよび、検査や治療を目的として体内に投与します。放射性医薬品を体内に投与すると、体内では放射線を放出しながら薬剤の特徴に応じて分布します。この放射線を測定すれば薬剤の体内挙動を画像化することができ、さまざまな検査に利用することができます。核医学は放射性医薬品の体内挙動を画像化することから、生体の機能や代謝の画像化が可能となります。これらは代謝画像および機能画像と呼ばれます。これに対してX線などの電離放射線を用いるCT画像などは体内構造を描出することから形態画像と呼ばれます。

　核医学には、1）放射性医薬品を体内に投与して検査を行う核医学インビボ検査、2）放射性医薬品を体内に投与して治療を行う核医学治療、3）放射性医薬品を試薬として用いて血液や尿などの試料中の物質を測定する核医学インビトロ検査があります。

　核医学には目的に応じてさまざまな特性をもつRIが利用されます。核医学インビボ検査には、生体への被ばくの影響が少なく、測定が効率よくできる放射線を放出するRIが利用されます。具体的にはγ線やX線などの電磁波で、放射線のエネルギーが小さく（100から200 keV程度）、半減期が短い（検査終了までの0.7倍程度）であることが望ましいとされています。例外的なものとしては陽電子を放出するRIがPET検査に用いられます。核医学治療には生物学的影響が大きい放射線を放出するRIが用いられます。治療効果を出すためには放射線はα線やβ線などの粒子線で、半減期は十分に長いものが使用されます。核医学インビトロ検査は、体外の検査で対象が比較的小さな試料であること、長期保存が望ましいことから、低エネルギーのγ線やX線などの電磁波を放射し、半減期が長いものが利用されます。

　このようにそれぞれの条件を満たすRIは天然に存在するものはほとんどないた

め、人工的に製造されたものを用います。製造には原子炉あるいはサイクロトンが用いられますが、一部のものは放射平衡を利用したジェネレータより得られます。

　放射性医薬品を体内投与された被検者には、体内の放射性同位元素が放出する放射線による内部被ばくが生じます。ただし核医学検査による放射線被ばくは多いもので 4 mSv（実効線量）であり、放射線障害を生じることはありません。さらに薬剤の量としてはごく微量であるために薬理反応を生じることはまれで、副作用の頻度は 0.002% 程度です。

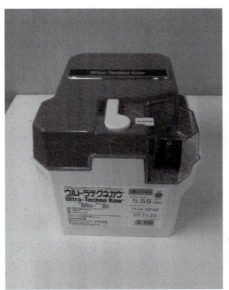

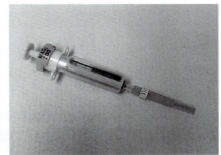

放射性医薬品用の注射器。医師が指を被ばくしないよう、タングステンでシールドされてる。

^{99}Mo-^{99m}Tc のジェネレータ。短半減期の ^{99m}Tc を溶出することで、院内でテクネシウム製剤を製造することができる。

図 III-4-1　放射性医薬品

5 核医学 PET 検査

🔑 PET 検査／陽電子放出核種／消滅放射線／^{18}F-FDG／がんの病期診断

　陽電子放射断層撮影法（PET、Positron Emission Tomography）は核医学インビボ検査の一つです。RI から放射された陽電子が消滅する際に放出する消滅放射線を測定して画像化します。この時に 2 本の消滅放射線が反対方向に放出されるため、対向する検出器で同時計測することで 1 本ずつ測定するよりも高精度の測定が可能となります。

　撮影装置は PET 装置とよばれ、体内から放出された消滅放射線を光に変換したのちに電気信号として情報化します。得られる画像を PET 画像といいます。

　PET 検査に用いられる陽電子を放射する RI には、^{11}C、^{13}N、^{15}O、^{18}F、などがあり、このうちで ^{18}F が最も多く使用されています。いずれの RI も半減期が数分から数時間と非常に短いことが特徴です。これらの元素は生体構成元素であることから糖やアミノ酸やホルモンなどの生理活性物質の放射性医薬品を合成しやすく、生体の酵素などの分子機能を画像化できる特徴があります。

　検査はまず放射性医薬品を投与し、患者さんに放射性医薬品が体内に分布するまでの一定時間を待機してもらった後に目的部位を撮影します。投与方法はほとんどが静脈内投与ですが、^{15}O などはガス製剤として吸入します。待機時間は検査によって異なり、待機時間なしのものから数時間程度のものまであります。撮影には数分から数十分を要します。予備能を診断する検査では何らかの負荷を行う場合もあります。また、検査に影響する薬剤や生理的変化を制限する前処置を行う場合もあります。

　がんの診断のための PET 検査が最も広く行われています。がん細胞は糖代謝が旺盛で、グルコースの類似体である FDG（フルオロデオキシグルコース）を ^{18}F で標識した ^{18}F-FDG はがん細胞によく取り込まれる特徴があります。この ^{18}F-FDG

を利用してがんの病期診断や再発診断を行います。治療効果判定などではCTなどの形態診断よりも優れた結果が示されています。

その他には、アミノ酸代謝で腫瘍を診断するPET検査、DNA合成能で腫瘍を診断するPET検査、女性ホルモンの受容体で乳がんを診断するPET検査、前立腺がん診断のPET検査などが開発されています。

脳のPET検査では、脳循環代謝を評価するために脳血流量・脳血液量・脳酸素代謝・脳酸素摂取率を測定するPET検査があります。脳梗塞の診断、脳梗塞発症のリスク評価、バイパス手術の適応判定などに利用されています。その他には、アミロイドβやタウ蛋白の脳沈着を画像化することでアルツハイマー病を診断するPET検査、脳糖代謝で神経細胞機能を診断するPET検査、ドパミンやアセチルコリンやセロトニンなどの神経伝達機構を診断するPET検査、などがあります。

心臓のPET検査では、心筋内の血流分布を画像化することで心筋梗塞や狭心症の診断ができます。その他に、心筋酸素代謝を測定するPET検査、心筋脂肪酸代謝を測定するPET検査、などがあります。

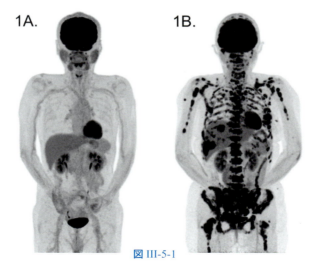

図 III-5-1

FDG-PET検査。正常例では脳、心臓、腎臓、膀胱に生理的集積が見られる (1A)。乳がん多発転移例では、原発巣、リンパ節転移、躯幹骨から四肢骨近位部の多発骨転移に多数の異常集積が見られる (1B)。

6 IVR

🔑 IVR／血管系IVR／非血管系IVR／CTガイド下生検／がんの疼痛緩和

　IVR（Interventional radiology）とは、血管造影、超音波、CTなどの画像診断装置を用いて、画像を確認しながらカテーテルや針などを標的の血管、臓器、病変に誘導し、画像ガイド下に病気の治療や検体の採取を行うことをいいます。「放射線診断技術の治療的応用」、「画像支援治療」などと訳されることもありますが、一般的には、IVR（アイ・ブイ・アール）あるいはインターベンションと呼ばれています。①外科手術と比べて患者さんの体への侵襲・負担が圧倒的に少ない、②血管や胆管など管を介して、全身の広い範囲の臓器を治療できる、③急性期の病変にも短時間で対応できる、④費用が安い、などの利点があります。

　血管系IVRと非血管系IVRに大別されます。前者には、出血のコントロールや腫瘍に対する血管塞栓術、経皮的血管形成術（バルーン拡張、ステント留置、血栓溶解）、腫瘍に対する動注化学療法、血管内異物除去、下肢静脈血栓症に対して肺動脈血栓塞栓症を予防する下大静脈フィルタ留置術などがあります。後者には膿瘍ドレナージ術、経皮的注入療法、肝細胞がんラジオ波焼灼療法、腎細胞がんの凍結療法、椎体形成術、さまざまな臓器のがんに対するCTガイド下・超音波ガイド下生検などが含まれます。

　IVRはとくにがんの診断、治療、疼痛の緩和などで不可欠の技術になっています。腫瘍に対する動注化学療法は、カテーテルを病巣の近くまで進めて、直接高濃度の抗がん剤を動脈から注入する治療法です。進行がんに対して通常は全身化学療法を行うのに対して、IVRでは少ない薬剤量で全身に対する負担を少なくして治療効果を上げることが可能です。非血管系IVRでは、肝細胞がんに対するラジオ波焼灼療法や腎細胞がんの凍結療法があります。これらは体外からがんに対して直接針を刺してラジオ波で焼いたり、高圧ガスで凍らせてがんを死に至らせる治療法で、外科治療と遜色ない成績をあげています。
　画像ガイド下の生検や細胞診もIVRの1つです。肺結節に対して気管支鏡で到達

できない部位ではCT透視でリアルタイムにCT画像を観察しながら生検針を血管や骨を避けて病変部に進め、組織や細胞を採取します。採取された組織の病理診断はその後の治療方針を大きく左右するため、がんの診断では非常に重要になります。

がんの疼痛に対しても有効に用いられています。椎体の骨転移に対してはX線透視下に針を刺入し、骨セメントを注入して骨を強化したり、腹腔神経叢に対してCTガイド下にエタノールを注入してブロックを行うことで、がんの疼痛緩和が行われています。

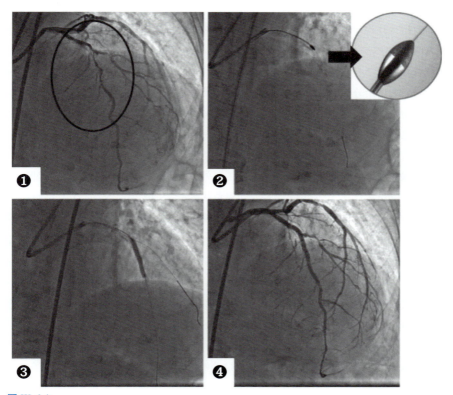

図 III-6-1
左前下行枝の石灰化病変に対してロータブレーターを使用し経皮的冠動脈インターベンション(PCI)を行った症例。
❶ 冠動脈造影検査で、左前下行枝に高度石灰化狭窄病変を認める。
❷ 病変部にロータブレーターを使用し、バルーンは病変部を通過。
❸ 冠動脈ステントを留置。
❹ 最終冠動脈造影では、良好な冠動脈狭窄解除を得た。
(吉原 永貴, 石原 正治：4.冠動脈インターベンション.日本老年医学会誌,55(1): 46-50,2018 より改変引用)

7 従来型放射線治療

🔑 放射線治療／外部照射／緩和照射／根治治療／副作用／マルチリーフコリメータ／強度変調放射線治療

　放射線治療の歴史は古く、レントゲンによるX線発見の翌年には鼻腔腫瘍に対して治療を行ったという報告に始まります。放射線治療にはその方法として体外からX線やγ線を照射する外部照射と^{192}Ir（イリジウム）や^{125}Iなどの放射性同位元素から放出されるγ線やβ線を用いる小線源治療とがあり、ここでは外部照射について説明します。

　放射線治療はその歴史は古いものの、1960年頃までは治療機器の制限から深部病変に対しては十分な線量を照射することは困難でした。しかしながら、近年の治療機器や治療計画装置の格段の進歩により、現在では多くのがんに対して根治可能な線量を比較的安全に照射することが可能になっています。

　放射線治療の役割としては根治的な目的以外にも手術との併用（術前・術後照射）や緩和照射があり、目的に応じて線量が異なります。一般に根治目的の場合は60 − 70 Gy/30 − 35回程度の線量が必要ですが、緩和目的では30 Gy/10回などが頻用されています。緩和照射としては骨転移に対する疼痛緩和目的の治療は古くから行われていますが、近年の臨床研究の結果8 Gy/1回照射などの短期照射の有効性も証明されています。手術併用治療としては乳がんの術後照射などが広く行われています。また甲状腺眼症やケロイドなどの一部の良性疾患に対しても放射線治療の適応があることは知っておくべきです。

　放射線治療全般において問題になるのはその副作用です。一般には照射中から3ヵ月以内に発症するものを早期有害事象、治療後3ヵ月以降に発症するものを晩期有害事象といいます。前者は組織の炎症などが主体で可逆的な変化ですが、晩期障害は瘢痕化・線維化や潰瘍形成など不可逆的な変化を来すことが多く、重篤化すると日常生活に影響を与えることがあります。

　副作用（とくに晩期有害事象）を抑えながらいかに多くの線量を病変に照射するかが放射線治療の至上命題です。近年マルチリーフコリメータ（MLC、Multi Leaf

Collimator）や三次元治療計画装置が開発されるなど、治療機器や技術の進歩により多くの線量を照射することが可能になりつつあります。MLCは直線加速器（リニアック）から発生するX線の形状を動的に変形することができる櫛状のフィルターです。対象となるがんや病変の形状にあわせて自在に照射する範囲を絞ることができます。また現在はCTを用いた三次元治療計画が標準的に行われており、CT画像上に病変部分や周囲の危険臓器を輪郭として抽出することで、危険臓器を避けながら病変部分への照射を行うことが可能です。MLCと三次元治療計画を組み合わせて行う三次元原体照射が標準的な治療として普及していますが、さらにコンピュータによる高度な制御を行うことで比較的自由な線量分布を作成することが可能な強度変調放射線治療（IMRT、Intensity Modulated Radiation Therapy）を行う施設も増加しつつあります。

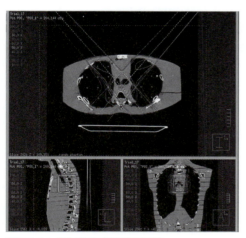

図 III-7-1 放射線治療計画の画面
患者さんのCT画像を取り込み照射したい部位や周辺の正常組織の位置関係を認識する。複数の方向から放射線を照射し、正常組織の線量を抑えつつターゲットに線量を集中させる。目的の線量を投与するために、各方向からの照射量を計算する。各臓器の線量や均一性の評価をし、問題がなければ装置のデータを放射線治療装置に送る。

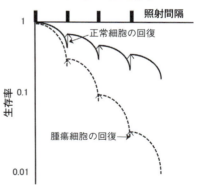

図 III-7-2 分割照射と細胞生存率

正常細胞に比べ、腫瘍細胞は一般的に放射線の感受性が高く、同じ量を照射して生存率が低くなる。一定期間たつと回復する。正常組織の機能を損なわないようにするため、回復を待ち照射を繰り返すことにより、副作用を軽減する。

8 小線源治療

密封小線源治療／RALS／腔内照射／組織内照射／高線量率照射／低線量率照射

　小線源治療は外部照射とともに放射線治療の根幹をなす技術の一つでRIから放出されるγ線やβ線を利用します。密封小線源治療と非密封小線源治療に大きく分類され、ここでは前者について解説します。

　密封小線源治療はRIをチタンなどの金属の小さな容器に封入した"線源"を用います。線源から放出される放射線の量は線源から離れると急速に減少する性質があり、これをいろいろな方法で腫瘍内やその近傍に配置することで外部照射では照射することが困難な量の放射線を比較的短時間に患部に照射することが可能となります。密封小線源治療は線源の強度により高線量率照射・低線量率照射に分けられます。

　低線量率照射は従来から行われている方法で、1回の治療に1日〜1週間程度を要します。そのため治療中は患者さんの隔離が必要であり、同様に術者の被ばくなどが問題となります。

　一方、高線量率照射はリモートアフターローディングシステム（RALS, Remote After Loading System）とよばれる装置を用いて、別室からの操作で線源を移動させて患部を照射するため術者の被ばくはなく、また治療は短時間で行われることから患者さんの負担も低線量率に比べると少ないですが通常は数回に分けた治療が必要となります。

　小線源治療は線源の留置の方法によっても分類され、腔内照射、組織内照射などがあります。腔内照射は一般に管腔臓器などに対して行われます。これはアプリケータとよばれる器具を体外から患部付近に挿入して、アプリケータ内部に線源を留置する方法です。一方、組織内照射はアプリケータもしくは線源を直接患部に刺入する方法です。線源を一定時間後に抜去する一時刺入法と留置したままにする永久刺入法があります。

臨床的には小線源治療は子宮頸がん、前立腺がんなどに対する根治的治療として用いられます。子宮頸がんでは外部照射との組み合わせで早期から進行期まで治療することが可能で、手術と並んで標準治療の一つとされています。この場合、膣からタンデム・オボイドなどのアプリケータを挿入する腔内照射が一般的です。近年では ^{192}Ir 線源の RALS を用いた高線量率治療が一般的に行われています。また、従来は透視画像を用いた二次元治療計画が主流でしたが、外部照射と同様に CT や MRI を用いた三次元治療計画が可能となりました。これは画像誘導小線源治療（IGBT, Image Guided Brachy Therapy）とも呼ばれ、患部に対してより精度の高い治療が可能になりつつあります。

前立腺がんに対してはわが国では前立腺に多数の針を刺入・留置し RALS を用いて行う高線量率組織内照射が比較的早期に導入されましたが、その後 ^{125}I を用いた組織内永久刺入法が導入されて、現在多くの施設で実施されています。従来は予後良好群がその主な適応とされてきましたが、近年では外部照射と小線源治療を組み合わせることで局所への線量をより高めるハイブリッド治療を行う施設も増加しつつあります。

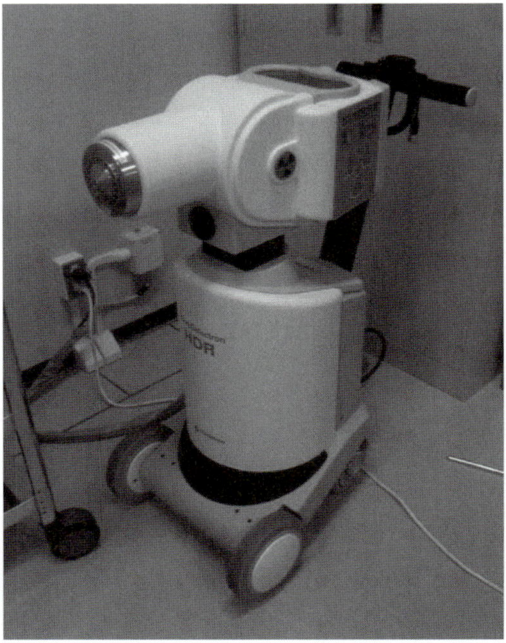

図 III-8-1
リモートアフターローディングシステム（RALS）の一つであるマイクロセレクトロン HDR。治療室外から遠隔操作により放射線源をワイヤで患部に送ることから術者の被ばくを防ぐことができる。装置には ^{192}Ir が一つ、ヘッド部分に搭載されている。

9 粒子線治療

粒子線治療／陽子線治療／炭素線治療／ブラッグピーク／軟部腫瘍

　従来型の放射線治療はX線やγ線などのエネルギー波がもつDNAに対する生物作用を利用したものであるのに対して、粒子線治療は炭素の原子核あるいは水素の原子核（陽子）などの荷電粒子（イオン）がもつ性質を利用する治療法です。

　どちらの治療もその標的はDNAですが、X線やγ線は直接DNAに作用するわけではなく、これらが照射された細胞で発生する二次電子や二次電子と水分子が作用して発生するフリーラジカルがDNAに障害を与えるのに対して、粒子線は粒子そのものが主にDNAに障害を与えるという違いがあります。

　臨床応用されているのは陽子（陽子線）と炭素の原子核（炭素線）であり、現在は重粒子線治療といえば炭素線治療を指すのが一般的です。

　いずれもサイクロトロンあるいはシンクロトロンなどの大型の加速器が必要となるためにX線治療に比べると大型の施設が必要で、しかも初期投資がかさむことから国内でも十数ヵ所しか導入されていませんが、近年加速器や施設の小型化が進み、陽子線治療施設を主体に世界的には増加傾向です。国内では陽子線治療施設が16ヵ所、炭素線治療施設が5ヵ所（2018年7月現在、重複施設が1カ所）あり、さらに計画あるいは建設中の施設が数カ所あります。

　粒子線治療の最大の特徴は標的部位に限局してその放射線エネルギーを放出するように制御できることが可能で（ブラッグピーク）、その他の組織には放射線エネルギーの影響を与えない利点があります。これによりX線・γ線では病巣に線量を集中させるために多方向からの照射が必要となるのに対して、粒子線では2-3方向からの照射により同程度の線量集中が可能です。このためX線では低い線量ながら広範に照射される部分が生じ副作用や二次発がんのリスクがあるのに対して、粒子線ではそれが少ないことが特徴です。また、陽子線の殺細胞効果はX線やγ線と同程度とされていますが、炭素線はおよそその2～3倍程度といわれています。こ

のため従来放射線感受性が低く、X線治療による根治が難しかった軟部腫瘍などで有効性が示されています。

またX線治療では30～40回の照射が必要なのに対して炭素線治療では12～16回程度の治療で同様の効果が期待できるために治療期間も短くて済む場合が多くあります。一方陽子線治療は炭素線治療よりも殺細胞効果は劣るものの、化学療法との併用が可能であるために肺がんなどでは化学療法併用の臨床試験が実施され治療成績の改善が期待されています。

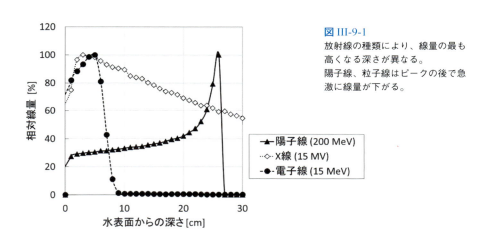

図 III-9-1
放射線の種類により、線量の最も高くなる深さが異なる。
陽子線、粒子線はピークの後で急激に線量が下がる。

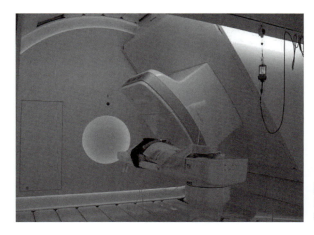

図 III-9-2
回転ガントリーによる重粒子線治療（量子科学技術研究開発機構）。

10 BNCT

🔑 BNCT／ホウ素／中性子／加速器中性子源

　BNCT（Boron Neutron Capture Therapy、ホウ素中性子捕捉療法）はホウ素製剤と中性子を用いるがんの放射線治療法です。がん細胞にホウ素を集積させて、そこに中性子を照射すると中性子捕獲断面積の大きいホウ素（^{10}B）は中性子を吸収して核反応を起こし、高エネルギー粒子線（リチウムとヘリウムの原子核（a線））を放出します。この発生した粒子線の飛程は数ミクロンとがん細胞1個よりは小さく、がん細胞だけを選択的に破壊します（図III-10-1）。しかも正常細胞には影響を及ぼさないために患者さんの生活の質（Quality of Life、QOL）がよく保たれるという特質があります。BNCT は外部から放射線や粒子線を照射する従来の放射線療法とは異なり、がん細胞内部で照射する画期的な低侵襲治療法として期待されています。

　BNCT は 1932 年のチャドウイックによる中性子の発見の 4 年後にその可能性が提唱されました。その後 1950 年代に米国のブルックヘブン国立研究所の医療用原子炉で 60 数例のがん患者に臨床適用されましたが、ホウ素製剤および原子炉中性子の性質から、成果が得られないままに中止されました。わが国においては 1968 年に帝京大学の畠中等により脳腫瘍に対して原子炉中性子を用いた臨床研究が開始されました。その後第 2 世代のホウ素製剤を用いて主に京都大学原子炉実験所の原子炉を使用し、これまでに脳腫瘍、悪性黒色腫、頭頸部がん等に対して 700 例近く臨床適用され一定の成果を上げてきました。わが国はこの分野で世界のトップですが、中性子源として原子炉を用いる限りは病院においての標準治療としての普及は不可能な状況となっていました（表III-10-1）。

　わが国では世界に先駆けて病院設置型の加速器中性子源（サイクロトロン、直線加速装置あるいは静電加速器）が開発されてきています。現在、計画中のものを含めて全国で 10 施設において進められています。その中で 2015 年 11 月には民間病院として世界で初めての加速器型 BNCT システムが設置されました。それらを用

いて、脳腫瘍および頭頸部がんの第II相臨床試験が進められています。

加速器BNCTの適用拡大の鍵を握る重要な要素はホウ素製剤です。これまでは第1世代のBSH（ボロカプテイト）に続いて第2世代のBPA（ボロノフェニルアラニン）が使用されてきました（図III-10-2）。しかしこれらは水への溶解性やがん細胞への効率的な集積性などの問題があり、BNCT施行時には継続的に点滴により注入する必要があります。現在はこれらの問題を克服した第3世代の新規ホウ素製剤が開発されつつあります。

BNCTはわが国が世界をリードしている数少ない医療技術の一つであり、医学だけではなく工学、薬学および理学分野の力を結集することにより、日本発の標準的がん治療法として広く世界で実施されることが期待されます。

表III-10-1 世界での原子炉中性子源によるBNCTの実績

国	実施件数	実施期間
日本		
KUR(京都)	563	〜2014.5.22
JRR(東海村)	103	1973〜2009
フィンランド	314	1991〜2012
アメリカ合衆国	146	1951〜1999
スウェーデン	52	2001〜2005
台湾	34	2010〜
オランダ	22	1997〜
アルゼンチン	7	2003〜
イタリア	2	2002〜
チェコ	2	2002〜

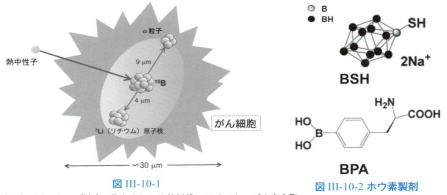

図III-10-1
（日本アイソトープ協会："よくわかる放射線・アイソトープの安全取扱い現場必備！教育訓練テキスト"、日本アイソトープ協会 (2018)）

図III-10-2 ホウ素製剤

11 核医学治療

> 核医学治療／α線放出核種 ^{223}Ra ／β線放出核種 ^{131}I、^{89}Sr、^{90}Y ／甲状腺がん／アブレーション／鎮痛効果

　核医学治療は放射線治療の一つであり、放射性医薬品を体内に投与してRIから放射される放射線を用いて治療を行います。放射線は生物学的影響が大きいα線やβ線などの粒子線が、半減期は治療効果を高めるために十分に長いものが有効です。α線放出核種では^{223}Raが、β線放出核種では^{131}I、^{89}Sr、^{90}Y、が用いられます。使用する放射能によっては周囲の被ばくを避けるために、遮蔽機能を有する放射線治療病室に入院しなければならない場合があります。

　甲状腺がんの治療は手術が基本ですが、切除不能なものや転移巣の治療に核医学治療が用いられます。甲状腺がんのうち分化度の高い乳頭がんと濾胞がんはヨウ素をよく集積するために、経口投与された^{131}I（ヨウ化ナトリウム）はがん細胞に集積し、放射されたβ線によりがん細胞を死滅させます。治療前に、正常甲状腺が廃絶されていること、2週間のヨウ素摂取制限、甲状腺刺激ホルモンの高値の維持が必要で、治療の際は放射線治療病室に入院することが必要です。一度では治療しきれない場合は約1年間隔で繰り返し行います。がんが残存することが疑わしい場合に正常残存部と合わせて廃絶させる方法はアブレーションと呼ばれ、外来での実施も可能です。

　甲状腺機能亢進症では、^{131}I（ヨウ化ナトリウム）を経口投与すると甲状腺に^{131}Iが集積し、ホルモン過剰産生を行っている甲状腺細胞をβ線で死滅させます。投与放射能は比較的少ないため外来での治療が可能です。効果発現には1～3ヵ月程度が必要であり、内科的治療や外科的治療と組み合わせて行う場合があります。

　骨転移による疼痛で通常の鎮痛薬が奏功しない場合には放射線治療を行う場合があります。とくに前立腺がんや乳がんなどの造骨性骨転移が多発している場合は、骨転移巣に集積する^{89}Sr（塩化ストロンチウム）を投与することで、β線による鎮痛効果が全身で期待できます。また、繰り返し投与が可能です。^{89}Srはγ線を放射

しないので周囲の被ばくが少なく、外来での実施が可能です。ただし、がんそのものに対する治療効果は期待できません。

B細胞性悪性リンパ腫には^{90}Y標識抗CD20抗体による放射免疫療法が行われます。抗CD20抗体がリンパ腫細胞表面のCD20抗原に結合し、標識されている^{90}Yから放射されるβ線でリンパ腫細胞を死滅させます。化学療法抵抗性のものでも高い奏効率を示します。なお、^{90}Yはγ線は放射しないので周囲の被ばくが少なく、外来での実施が可能です。

前立腺がんで骨転移がありホルモン療法が奏功しないものには、^{223}Ra（塩化ラジウム）による骨転移の治療が行われます。骨転移巣に集積した^{223}Raから放射されるα線でがん細胞を死滅させます。投与は4週間ごとに6回行って一つの治療とします。なお、通常の治療であれば外来での実施が可能です。

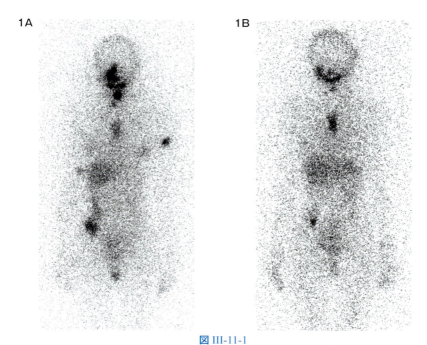

図 III-11-1
甲状腺がん骨転移に対する放射性ヨウ素治療。初回治療時には頸部、顔面骨、上腕骨、肋骨、骨盤骨の転移巣に異常集積を認める (1A)。2回目治療時では転移巣は減少している (1B)。

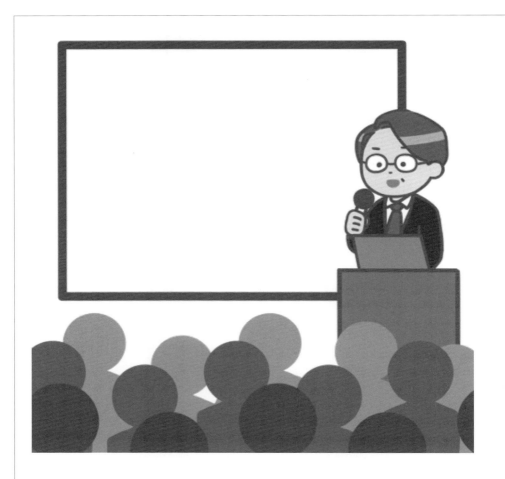

IV編

医療関係者のための法令

　放射線管理区域に立入る者への適用法令には、1) 放射線業務従事者に対しての放射性同位元素等の規制に関する法律 (RI 規制法)、2) 労働者に対しての労働安全衛生法に基づく電離放射線障害防止規則、または国家公務員法に基づく人事院規則があり、医療機関の放射線管理区域へ立入る者への法令には上記に加えさらに、3) 放射線診療従事者等に対しての医療法、薬機法があります。

　この章では、職業被ばくと放射線防護の概念、これに基づいて制定されているさまざまな日本の法令と放射線業務の職種との関係を正しく理解すること、そしてさらに、これらの法令を遵守するため放射線管理上必要となる詳細な規制（管理区域、従事者個人への健康診断・被ばく管理、線量限度、教育訓練、予防規程等）について理解を深めることを目標として詳細、具体的に記述されています。

1 職業被ばくと放射線防護

🔑 国際放射線防護委員会 (ICRP) ／放射線防護体系／ ALARA

　職業被ばくは、放射線業務従事者または放射線診療従事者が、業務の過程で受ける被ばくです。

　放射線業務従事者は、RI 規制法および電離則・人事院規則における放射線業務に従事する者です。

　放射線診療従事者は、医療法施行規則（施行規則）における放射線診療に従事する又は放射性医薬品を取扱う医師、歯科医師、診療放射線技師、看護師、準看護師、歯科衛生士、臨床検査技師、薬剤師等です。

国際放射線防護委員会（ICRP）の勧告と法令の関係

　わが国の法令による職業被ばくに対する防護の考え方は、国際放射線防護委員会（ICRP）の勧告に基づいています。

　ICRP は、①利益をもたらすことが明らかな行為が放射線被ばくを伴う場合には、その行為を不当に制限することなく人の安全を確保すること、②個人の確定的影響の発生を防止すること、③確率的影響の発生を制限するためにあらゆる合理的な手段を確実にとることを基本としています。

　ICRP はこれらの目的を達成するために、放射線防護体系に、正当化、最適化、線量限度という「三原則」を勧告しており、ALARA の原則（as low as reasonably achievable; 放射線被ばくは合理的に達成し得る限り低くしなければならない）の適用により、線量限度いっぱいの被ばくをしないようにも勧告しています。わが国の法令もすべてこの ICRP の勧告に準拠しています。

　したがって、職業被ばくに対する線量限度値が定められていることから、放射線業務従事者または放射線診療従事者は、個人被ばく線量として線量管理をしなければなりません。

　職業被ばくとして管理される線量には、自然放射線量は含まれていません。また、本人自身の医療被ばく線量がこれに加算されてしまったときも、その線量を算定し

差引く必要があります。

　わが国の現行法令では、まだ、国際放射線防護委員会（ICRP）の 2007 年勧告の取り入れは行われていませんが、線量限度については、2007 年勧告と 1990 年勧告に大きな違いがないことから、ほとんどが 2007 年勧告と合致しています。ただし、職業人（女子）の線量限度（5 mSv/3 月）は、日本特有の線量限度です。表 IV-1-1 は、2016 年度のわが国における職業別の実効線量の分布表です。医療従事者の被ばく線量は、他の業種の従事者に比べ、平均的に高い数値を示しています。

防護の基本

　放射線被ばくには、外部被ばく、内部被ばくの 2 種類があります。

　放射線防護体系の正当化、最適化、線量限度という「三原則」を実現させるために防護を行います。X 線撮影、光子による放射線治療等においては、放射線源が体外に存在する外部被ばくが主となります。これらの防護には、1 ）**距離をとる**、2 ）**遮蔽物を置く**、3 ）**時間を短く**することが有効です（外部放射線防護の 3 原則）。

　一方、核医学検査等では、放射性医薬品を非密封状態で扱うため、これらが体内に取り込まれ、体内から被ばくする内部被ばくの危険性が高まります。この内部被ばくの防護方法として、1 ）希釈（dilute）、2 ）分散（disperse）、3 ）除去（decontaminate）、4 ）閉じ込め（contain）、5 ）集中化（concentrate）があります（3D2C の原則）。

表 IV-1-1　2016 年度 業種別実効線量の分布　　　　　　　　　　（2016.04.01 〜 2017.03.31）

年実効線量 (mSv)	一般医療	歯科医療	獣医療	一般工業	非破壊	研究・教育	合計
検出下限未満	72.30	96.49	95.25	94.05	67.83	96.71	79.89
0.1—1.0	18.54	2.79	3.94	4.34	20.89	2.72	13.62
1.1—5.0	7.75	0.70	0.76	1.44	9.53	0.51	5.52
5.1—10.0	1.01	0.02	0.03	0.15	1.64	0.06	0.71
10.1—15.0	0.24		0.01	0.02	0.03		0.16
15.1—20.0	0.08		0.01		0.03		0.06
20.1—25.0	0.04				0.05		0.02
25.1—50.0	0.04						0.02
50.1—							
	100	100	100	100	100	100	100

数値は就業人数に対する割合 (%) を表す

2 関係法令と医療法施行規則

RI 規制法／電離放射線障害防止規則／人事院規則／医療法施行規則／医薬品・医療機器等の品質・有効性および安全性の確保等に関する法律

　放射線安全管理に関わる法律には、1）原子力基本法に基づいた放射性同位元素等の規制に関する法律（RI 規制法）、2）労働安全衛生法に基づいた電離放射線障害防止規則（電離則）および国家公務員法による人事院規則（電離則とほぼ同じ）が大きく関係しています。

　医療分野における放射線管理にはこれらに加えて、3）医療法に基づいた医療法施行規則および、4）医薬品・医療機器等の品質・有効性および安全性の確保等に関する法律（薬機法）の4つの法令が大きく関係しています。

　RI 規制法は、「放射線障害を防止し、公共の安全を確保し、さらに特定放射性同位元素の防護を行う。」ことから、放射線の安全規制を目的として制定された法律であり、放射線を中心とする法律です。

　これに対し、医療法は、「医療を提供する体制の確保を図り、もって国民の健康の保持に寄与する。」ことから、医療の安全の確保および良質かつ適切な医療を効率的に提供する体制の確保に主眼を置いた法律であり、労働安全衛生法は、「職場における労働者の安全と健康を確保するとともに、快適な職場環境の形成を促進する。」ことから、労働者の安全確保を目的としています。

　医療法施行規則では、規則第4章で規制されており、労働安全衛生法では、主に、電離放射線障害防止規則において規制されます。（図 IV-2-1）

放射線

RI 規制法で規制の対象となる放射線は
(1) α 線、重陽子線、陽子線その他の重荷電粒子線および β 線
(2) 中性子線
(3) γ 線および特性 X 線（軌道電子捕獲に伴って発生するもの）
(4) 1MeV 以上のエネルギーを有する電子線および X 線

です。これらに加えて、医療法施行規則、人事院規則では、10kV 以上の X 線も規制対象になりますし、電離則ではそのエネルギーの特定もありません。

放射性同位元素

医療施設では患者さんへの放射性医薬品等の投与が想定されることから、医療法施行規則では、放射線治療病室の構造設備等の基準を定めており、同室からの退出に関する基準についても、通知しています。一方、RI規制法ではヒトへの放射性医薬品等の投与が想定されていないため、基準は示されていません。

放射性同位元素については、医療法との二重規制を防止するという観点から、RI規制法の規制対象から除かれ、放射性医薬品、治験薬、院内製造された陽電子断層撮影診療用放射性同位元素（RI）、診療用放射線照射器具（体内に永久挿入されたものに限る）については、医療法で規制されます。診療に用いる主な放射線装置等を表IV-2-1に示します。

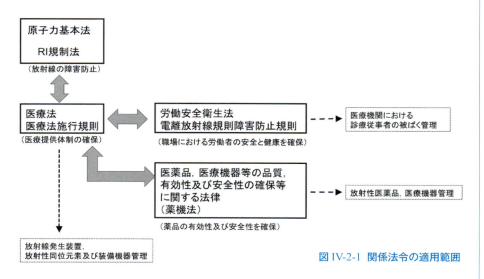

図 IV-2-1 関係法令の適用範囲

表 IV-2-1

医療法施行規則	RI 規制法	医療法施行規則	RI 規制法
エックス線装置	対象外	診療用放射線照射器具	対象外
診療用粒子線照射装置	対象	診療用放射性同位元素または陽電子断層撮影診療用放射性同位元素	対象外
診療用高エネルギー放射線発生装置	対象		
診療用放射線照射装置	対象	放射性同位元素装備診療機器	対象

3 被ばく管理

個人線量計／職業被ばく低減対策

　職業被ばくに対する防護の責任は、事業者と作業者自身にあり、従事者は、被ばく管理、健康管理、定期的な教育・訓練を受けることなどが義務づけられています。さらに、被ばく線量をモニタリング（男性は胸部、女性は腹部にガラスバッジなどの個人線量計を装着）することが義務付けられており、線量限度を超えないようにしなくてはなりません。内部被ばくを伴う場合は、外部被ばくと内部被ばくが合算されます。測定結果は、放射線業務従事者に毎月報告されます。

医療施設における職業被ばく低減対策のポイント！

X 線撮影（一般撮影）

　通常検査では、被ばくすることはありませんが、患者さんの状態によって、検査時に従事者等の介助が必要となります。この場合、照射野内に介助者の手などが入らないように自身で注意する必要があります。可能であれば、家族等介助者の援助を受ける必要もあります。病室内でのポータブル撮影では、術者は装置本体などの陰に隠れて被ばく低減に努め、看護師等の補助者は、患者さんから十分な距離（数 m 程度の患者監視可能な距離）をとることに努めなければなりません。

CT 検査

　患者さんの動きの抑制時に、術者の手がビーム内に入ることで、手指被ばくにつながる可能性があります。被ばく低減には、室内の空間線量分布を把握し、可能な限り低線量域に回りこむことが有効です。CT 透視時は、防護シートを装置側に掛けることにより、患者さんからの散乱線による被ばくを低減できる可能性が高くなります。

消化管透視、血管造影、IVR

　検査室内で診療を行う場合、患者さんからの散乱線により被ばくする恐れがあります。加えて X 線管に近づくことで水晶体被ばくにつながります。このため、防

護プロテクタに加えて防護用メガネ、天吊り型防護板などの使用が有効となります。診療に支障がなければ、防護用手袋も有用です。IVR では診療が長時間となることから、水晶体障害および皮膚障害が問題となります。被ばく低減には、検査・処置時間の短縮および最適透視条件のコントロールが重要です。すなわち、患者線量の管理が術者の職業被ばく線量低減につながります。

核医学検査

　従事者および看護師は放射性医薬品の管理、取扱に加えて、投与された患者さんと接するため、被ばく量も他検査より高くなります。対象放射線のエネルギーが高いため、X 線検査用プロテクタの有効性はあまりなく、線源および患者さんと接する時間や距離を極力少なくすることで被ばく低減を図る必要があります。非密封放射性同位元素を使用する際は、吸入による内部被ばくにも注意しなくてはなりません。

放射線治療

　放射線治療は、高エネルギー放射線を使用することから装置および室内空気の残留放射能および中性子による被ばくの可能性もあります。中性子用個人モニタを使用ならびに漏洩線量測定で遮蔽の弱い箇所を把握しておくことが被ばく低減につながります。

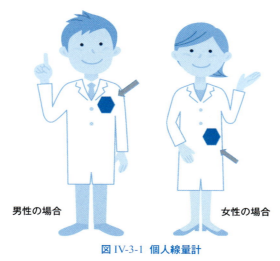

図 IV-3-1　個人線量計

4 健康管理

健康診断の実施時期／健康診断の項目

健康診断、教育訓練、被ばく管理は適用法令の内容を統一的に行う必要があります。医療法（医療法施行規則）では健康診断は定められていませんが、放射線診療従事者には、電離則・人事院規則（電離放射線障害防止規則）が適用されます。

健康診断の実施時期

初めて管理区域に立ち入る前、および管理区域に立ち入った後に定期的に実施する必要があります。管理区域に立ち入った後に定期的に行う健康診断は、法令により実施時期が異なります。RI 規制法では「1 年を超えない期間ごと」、電離則・人事院規則では「6 月以内ごとに」です。実効線量限度または等価線量限度を超えて放射線に被ばくしたおそれのある場合などは、遅滞なく実施する必要があります。

健康診断の項目

問　診

RI 規制法では、放射線（1MeV 未満のエネルギーを有する電子線および X 線を含む）の被ばく歴の有無の確認をすることが定められています。被ばく歴を有する者については、作業の場所、内容、期間、線量、放射線障害の有無その他放射線による被ばくの状況を確認することになっています。電離則・人事院規則では、放射線の被ばく歴の有無（被ばく歴を有する者については、作業の場所、内容および期間、放射線障害の有無、自覚症状の有無その他の放射線による被ばくに関する事項）の調査およびその評価を行うことになっています。

検査または検診

RI 規制法では、1）末梢血液中の血色素量またはヘマトクリット値、赤血球数、白血球数および白血球百分率、2）皮膚、3）眼、4）その他原子力規制委員会が定める部位および項目が定められています(現時点では定められていない)。電離則・人事院規則では、白血球数および白血球百分率の検査、赤血球数の検査および血色

素量またはヘマトクリット値の検査、白内障に関する検査、皮膚の検査が定められています。

医師の判断

　RI 規制法では、検査または検診の 4 つのうち 1) 〜 3) については、医師が必要と認める場合に限ります。電離則・人事院規則では、医師が必要でないと認めるときは、検査または検診の全部または一部を省略することができます。前年度の実効線量が 5 mSv を超えず、当該年度も超えるおそれのない場合、医師が必要と認めなければ、実施しなくてよいです。

記録および保存期間

　RI 規制法では、「実施年月日」「対象者の氏名」「健康診断を行った医師名」「健康診断の結果」「健康診断の結果に基づいて講じた措置」が規定されています。保存期間は永年保存とされています。電離則・人事院規則では、記録様式が定められており、保存期間は 30 年となっています。いずれの場合も、健康診断のつど、健康診断を受けた者に結果の写しを交付する必要があります。

表 IV-4-1　健康診断の時期

適用法	時期
医療法施行規則	規定なし
電離放射線障害防止規則	雇入れ又は当該業務に配置替えの際 その後 6 月以内ごとに 1 回
RI 規制法	初めて管理区域に立ち入る前 管理区域に立ち入った後は 1 年を越えない期間ごと

表 IV-4-2　健康診断問診内容

適用法	問診内容
電離放射線障害防止規則	1. 被ばく歴の有無 2. 自覚症状の有無 3. 被ばく歴を有するものについては、作業の場所、内容および期間、放射線障害の有無その他放射線による被ばくに関する事項
RI 規制法	1. 放射線の被ばく歴の有無 2. 被ばく歴を有するものについては、作業の場所、内容、期間、線量、放射線障害の有無その他放射線による被ばくの状況

5 教育・訓練

放射線業務従事者／教育および訓練／管理区域／線量限度／予防規程

　放射線に対する科学的な理解は被ばくの低減に有効であり、その理解の程度は深ければ深いほど、より効果的に被ばくの低減を図ることができるでしょう。また訓練による実務の習熟はあらゆる業務において必須であり被ばくの低減においても有効です。従ってRI規制法の目的の一つである放射線障害の防止において、放射線に対する理解を深め実務に習熟するための教育・訓練は重要な項目です。しかしながら多様な事業形態に合わせて効果的な教育および訓練を行うための仕組みを法令により規定することは現実的ではありません。実際にRI規制法では教育および訓練を行うことを規定するのみであり、施行規則において教育および訓練の項目を定め、時間数やその他の実施に関しての必要事項は別に定めるという形の条文構成となっています。

　法令で定められた項目と時間数は表IV-5-1の通りですが、これは一種類の放射線発生装置や放射性同位元素装備機器を使用する病院等を念頭に置いて各項目の最低時間を定めたものです。原子力規制委員会はさらに放射性同位元素等の性状や数量、放射線発生装置の種類や使用の実態に応じて適切な時間数を定める手順を、事業所ごとに放射線障害予防規程（予防規程）に定めることを求めています。従って、効果的な教育および訓練を行うための仕組みとその実施については事業者側の創意工夫に委ねられていることになります。利用者としては予防規程に定められた項目・時間の教育・訓練の受講が義務付けられていることを理解しておく必要があります。

　教育・訓練には時間を定めた講習会や実習の形式のほかe-ラーニング、自学自習、OJT（On-the-Job Training）など多様な形式があり、それぞれに利点を有しています（図IV-5-1）。法令では必要な項目と最小限の時間数のみを規定することによって、管理区域内での実習など、事業所の実態に応じて実施すべき事項について、事業者は時間数に縛られない教育訓練の工夫が可能となります。事業者および利用者は、教育・訓練の目的は法令の要求を満たすことではなく、放射線障害の防止を目的とする被ばくの低減のためであるという安全意識を共有して教育・訓練に取り組むことが重要です。

教育・訓練の回数については初めて管理区域に立ち入る前（管理区域には立ち入らずに放射線関連業務を行う者は業務を開始する前）に一度行い、管理区域に立ち入った後（管理区域に立ち入らない者は業務を開始した後）は、翌年度から毎年行うことが要求されています（再教育・訓練）。再教育・訓練については時間数の規定はありません。また一時的に管理区域に立ち入るものについても、必要な事項について教育・訓練を行うことが要求されています。

　さらに法令では十分な知識および技能を有するものに対しては教育・訓練を省略することができることが定められており、この仕組みを利用して関連する講習会等を教育・訓練として認定するような仕組みを構築することも可能です。

表 IV-5-1　法令が規定する教育および訓練の項目と時間数

項目	時間数
放射線の人体に与える影響	30 分以上
放射性同位元素等又は放射線発生装置の安全取扱	1 時間以上
放射線障害の防止に関する法令および放射線障害予防規程	30 分以上

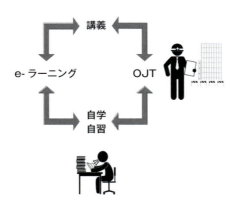

図 IV-5-1　放射線教育で実施される教育・訓練

6 管理区域

 管理区域

　病院などでは核医学診療室、放射線照射室、陽電子断層撮影（PET）室など多様な放射線関係の施設が存在し、それぞれの施設には管理区域が設定されています。管理区域に立入り診療やそれに付随する業務で密封線源、放射性同位元素、放射線発生装置等を取扱う場合は放射線業務従事者として法令の規制を受けることになります。また管理区域に立入らないで取扱等業務につく場合でも教育・訓練の受講等の義務は課せられています。

　放射線施設の管理区域には目につく独特の標識が掲示されており、そこが特別な場所であることが部外者でも理解できるようになっています。これは法令に管理区域の境界には標識を付けることが定められていることによります。法令では施行規則において管理区域とは外部放射線に係る線量、空気中の放射性同位元素の濃度、表面の放射性同位元素の密度が、原子力規制委員会が定める限度を超えるおそれのある場所と定義されています。つまり放射能レベルが高く被ばくの恐れのある場所を管理区域として管理するよう法令により規定しているわけです。管理区域の線量レベルの概略は図 IV-6-1 の通りです。意味合いとしては放射線業務従事者の1年間の線量限度の最大値 50 mSv の 1/10 の被ばくが予想される場所です。放射性同位元素を実際に取扱う作業室は1年間の線量限度 50 mSv 以下となるよう外部放射線に係る線量や空気中の放射性同位元素の濃度が定められています。

　管理区域の境界には、柵その他の人がみだりに立ち入らないようにするための施設（柵等）を設けること、柵等には標識をつけることが施設の基準として定められています。また表面密度限度の 1/10 を超えるものはみだりに管理区域から持ち出さないこと、放射線業務従事者以外の人がみだりに立ち入らないような措置を講じることなどが使用等の基準として定められています。さらに実際に放射性同位元素等を使用する作業室においては一段厳しい基準が設けられています。

その中で利用者がとくに注意しておく点としては、作業室での飲食および喫煙を禁止すること、作業衣、保護具等を着用して作業すること、作業室から退出するときは、汚染を検査し、かつ、その汚染を除去すること等が法令による規制として要求されていること等が挙げられます。その他、外部被ばく線量の測定を、管理区域に立ち入る者について、管理区域に立ち入っている間継続して行うことと定められているほか、作業室に立ち入る者は内部被ばく線量の測定評価も要求されます。また教育・訓練、健康診断の要求などさまざまな規制が管理区域に立ち入る者には存在します。

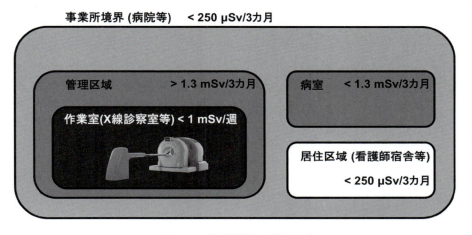

図 IV-6-1　放射線施設の管理区域
外部放射線に係る線量、空気中の放射性同位元素の濃度、表面の放射性同位元素の密度が、原子力規制委員会が定める限度を超えるおそれのある場所と定義されている。

7 線量限度

🔓 国際放射線防護委員会（ICRP）／線量限度／実効線量限度／等価線量限度

　国際放射線防護委員会（ICRP）の放射線防護の一般原則のもと、線量限度の数値は、確定的影響については「これを防止する」、確率的影響については「これを合理的に達成できる限り小さくする」という考え方に基づいて設定されています。皮膚等の組織については、確定的影響の防止のため、しきい値をもとに線量限度が決められています。発がん等の確率的影響に関しては、リスクレベルの下限値に相当する線量限度として、年あたり 20 mSv を採用しています。公衆に関しては、実効線量 1 mSv/ 年を線量限度として勧告しています。わが国の法令ではこれらの値が取り入れられています。

　具体的には、法令では管理区域に立入る放射線業務従事者の線量限度については、実効線量は 5 年間で 100 mSv、かつ 1 年間で 50 mSv、女子についてはさらに 3 カ月間につき 5 mSv とされています。妊娠中の女子はこれに加えて妊娠の事実を知った時から出産までの期間につき内部被ばくが 1 mSv となっています。等価線量については眼の水晶体について年間 150 mSv、皮膚について年間 500 mSv、妊娠中である女子の腹部表面について 2 mSv となっています（表 IV-7-1）。女子については妊娠の可能性があること、胎児については放射線業務従事者ではなく一般公衆として扱うことから放射線業務従事者より厳しい数値となっています。

　5 年間の区切りについては平成 13 年 4 月 1 日を始期として 5 年毎、1 年間の区切りは 4 月 1 日を始期とした 1 年間、3 カ月間の区切りは 4 月 1 日、7 月 1 日、10 月 1 日、および 1 月 1 日となっているので、区切りの期間をまたいだ被ばくにおいては同じ量の被ばくでも線量限度を超える場合と超えない場合が存在し得ます。放射線業務従事者については実効線量限度もしくは等価線量限度を超え、又は超えるおそれのある被ばくがあった場合は監督官庁への報告が義務付けられているので線量限度の管理は事業所の放射線安全管理においては重要な課題です。

法令の施設基準に定められた場所に関する線量限度としては、管理区域の人が常時立ち入る場所(作業室)の線量限度は実効線量で1週間で1 mSv、事業所の境界や事業所内の人が居住する区域の線量限度は実効線量で3カ月で250 μSvが適用されます。ただし、病院または診療所の病室における線量限度は実効線量で3カ月で1.3 mSvとなっています。

　科学的研究を背景とした白内障のしきい値の議論のもと、眼の水晶体について等価線量限度の見直しが検討されています。具体的には「5年間の平均で年20mSv、かついずれの1年においても50 mSvを超えない」とのICRPの勧告の値が採用される方向となっています。医療分野では対策をとらないとこの数値を超える可能性のある状況もあると思われるので動向に注意が必要です。

表 IV-7-1 放射線業務従事者の線量限度

平常時

	該当者	線量限度	備考
実効線量限度	すべての者	100 mSv/5年(定められた5年間の平均が20 mSv/年)	平成13年4月1日以降5年毎に区分した各期間
	すべての者	50 mSv/年	4月1日を始期とする1年間
	女子	5 mSv/3月	4月1日、7月1日、10月1日、1月1日を始期とする3カ月間
	妊娠中である女子	1 mSv（内部被ばくについて）	使用者等が妊娠の事実を知った時から出産までの期間につき

	対象組織	線量限度	備考
等価線量	眼の水晶体	150 mSv/年	4月1日を始期とする1年間
	皮膚	500 mSv/年	4月1日を始期とする1年間
	妊娠中の女子の腹部表面	2 mSv	使用者等が妊娠の事実を知った時から出産までの期間につき

緊急作業時

	該当者	線量限度	備考
実効線量限度	すべての者	100 mSv	厚生労働省電離放射線障害防止規則の特例 従来の100 mSvから250 mSvに引き上げ　※2011年11月1日以降、原則100m Svに戻すことが決められた

	対象組織	線量限度	備考
等価線量	眼の水晶体	300 mSv	
	皮膚	1 Sv	

8 予防規程

放射線障害予防規程（予防規程）／院内の規則

　放射線障害予防規程（予防規程）は法令に基づき原子力規制委員会が事業所毎に策定し届出ることを義務付けている内部規程です。予防規程では、法令では規定しきれない事業所毎に異なる細目を定めることが要求されており、実際に予防規程に定めるべき事項は多岐に渡っています。事業所の運営はこの予防規程によって行われることになり、利用者側としても熟知しておくべき事項が多く含まれています。

　事業主（病院長など）、管理者（放射線取扱主任者など）、利用者（医師、看護師などの放射線業務従事者）の立場によって関与する部分は異なりますが、用いられる用語の意味も含めて全体像の理解が望まれます。教育・訓練の項目においても予防規程が項目の一部に規定されているので、そのような時間を利用して理解を深めていくべきでしょう。

　予防規程に定めるべき項目は表 IV-8-1 の通りとなっています。事業所の種類や規模によっては不要な事項もありますが放射線障害の防止および特定放射性同位元素の防護に必要な項目が網羅されていることがわかります。平成 29 年度公布の改正法では一章を当てて、事業者は放射線障害の防止、特定放射性同位元素の防護、業務改善、教育・訓練の充実、その他必要な措置を講ずる責務を有するとの事業者責務の記載がなされています。事業主としてはこれら法の要求を予防規程に取り入れる努力が求められているとの認識が必要でしょう。

　改正法令では新たに予防規程に記載すべき事項として危険時の情報提供、応急の措置の策定、業務の改善に関することを記載することが追加されました。法令改正に伴い予防規程の作成についてのガイドが公開されていますが、その中で責任者の規定がほぼすべての項目に記載されているほか、組織、指揮系統の明確化、役割分担と権限の規定など、危機対応への備えが予防規程全般に求められていることがわかります。管理者としてはこのような点に注意して予防規程や院内の規則の作成、

運用に当たる必要があるでしょう。

　利用者が理解しておくべき項目としてはRI等の利用、測定（外部被ばく線量の測定）、教育・訓練、および健康診断の項目があります。RIの利用の項目では作業室における飲食の禁止等、細かな注意事項が記載されています。また管理区域内では個人被ばく線量計を装着すること、所定の教育・訓練を受講すること、健康診断を受診すること等が事業所の事情に合わせて記載されているはずです。その他の事項に対しては、利用者は放射線取扱主任者や安全管理責任者などの指示のもとに行動することで、予防規程の遵守について問題は起きないものと考えられます。
　さらに上記予防規程に加え、利用者が院内や組織の規則、また医療行為に伴う他の法令を遵守することで、放射線安全管理は適切に保たれることにつながります。

表 IV-8-1　予防規程に定めるべき項目

① 共通事項
② 職務および組織
③ 主任者の代理者
④ 施設の維持および管理
⑤ RI等の利用
⑥ RI等の受払、保管等
⑦ 測定
⑧ 教育・訓練
⑨ 健康診断
⑩ 保健上必要な措置
⑪ 記帳および保存
⑫ 災害時の措置
⑬ 危険時の措置
⑭ 情報提供
⑮ 応急の措置
⑯ 業務の改善
⑰ 管理の状況の報告
⑱ 廃棄物埋設
⑲ その他

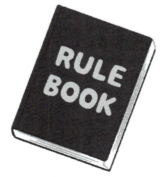

図 IV-8-1　放射線障害予防規程は院内の放射線安全利用ルールブック

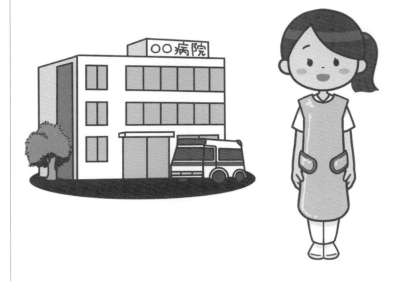

V編

医療関係者のための安全取扱

　この放射線安全利用マニュアルでは、これまでの第I編から第IV編までで放射線とその安全取扱、医療への利用、関係法令などを取り上げており、いわば基礎編に該当します。皆さんは第IV編までで基本的な事項について知ることができます。

　第V編はこの放射線安全利用マニュアルの最後の編になります。この編ではこれまでの基本的な事項を踏まえた上での放射線医療の現場での放射線防護や安全取扱の役に立つポイントや注意点を知ることができます。「管理区域への入退」から始まる19の章に私たちがこの放射線安全利用マニュアルで伝えたいことが凝縮されています。

　この編の特徴は放射線医療の現場での実践編です。加えて事故防止のために重要な2つの章を取り上げました。これらは労働安全衛生の上での重要な概念で、放射線安全取扱に限定されたものではありませんが、医療事故の防止や安全確保には非常に重要となります。とくに17章にはホウ・レン・ソウの事例を紹介していますので、ぜひ参考にしてください。

　主にこの放射線安全利用マニュアルを手に取って活用してくださるのは診療放射線技師や看護師の皆さんであろうと思われます。皆さんにはこの放射線安全利用マニュアルを放射線防護や安全取扱のために活用していただくことはもちろんのことですが、患者さんやその家族の方、あるいは介護者など周囲の方々への安全確保にも役立ててください。

1 管理区域への入退

🔑 管理区域／標識／放射線診療従事者／一時立入者／汚染検査／ハンドフットクロスモニタ

　医療機関で放射線診療業務に関わる医療従事者は、医師や歯科医師をはじめ、診療放射線技師、看護師、准看護師、歯科衛生士、臨床検査技師および薬剤師や管理区域において業務を行うその他の医療従事者など多岐にわたります。

　管理区域には、管理区域である旨の標識が掲示されており、管理区域にみだりに人が立ち入らないよう措置がとられています（図 V-1-1）。管理区域の出入り口は通常は1ヵ所であり、管理区域に人が立ち入る際には、立ち入る者が放射線診療従事者かそれ以外かで分けて考えます。

放射線診療従事者の立ち入り

　放射線診療従事者が管理区域に立ち入る際には、継続して被ばく線量を測定する必要があります。外部被ばく線量の測定のためには積算線量を測定するガラス線量計などや線量を随時確認できる直読型のポケット線量計などの個人線量計を胸部に着用する（妊娠可能な女性は腹部に着用）。日常的に立入る放射線診療従事者は、退出ごとではなく定期的な測定で十分です。核医学などで非密封RIを扱う場合には、内部被ばく線量の測定を行うこともあります。測定方法は、体外測定法、バイオアッセイ法、呼気からRI濃度を測定する方法があります。

　放射線診療従事者が管理区域に立ち入った場合、氏名や入退時刻の記録を実施している施設があります。多くは記帳の手間を省くため、カードキーなどで記録を残す方式が多く採用されています。汚染が発生した場合の追跡調査などの時に重要となります。

一時立入者

　被ばくのおそれのある場所に放射線診療従事者以外の者を不必要に立ち入らせるべきではありません。立ち入る際、100 μSvを超える時は外部被ばく線量の測定が必要です。記録は、男子および妊娠する可能性のない女子では、3ヵ月間、1年間の実効線量の合計を、妊娠可能な女子については1ヵ月間、3ヵ月間、1年間ごと

の合計を記録します。100 μSv を超えるおそれがない場合は、立ち入り等に関して記録することで外部被ばく線量の測定を省略できます。

汚染検査

　非密封 RI を扱う場合は、汚染にも注意が必要です。体表面や衣服が直接汚染されることを防ぐために専用の衣服、スリッパ、手袋を着用します。管理区域から退出する前には汚染検査を行います。場所や物の汚染検査は、サーベイメータを用いた直接法か、スミアろ紙でふき取ったものを測定する間接法のどちらかで行います。放射線医療従事者は退出時に手を洗い、ハンドフットクロスモニタ（図 V-1-2）等で従事者自身の汚染検査を行います。管理者は退出時に汚染検査が行われたことを確認することが重要となります。通常は明らかな汚染が認められた場合には、除染して法律の限度を越えないレベルになるまで退出は許可されません。

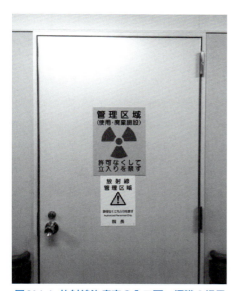

図 V-1-1　放射線治療室の入口扉・標識の掲示

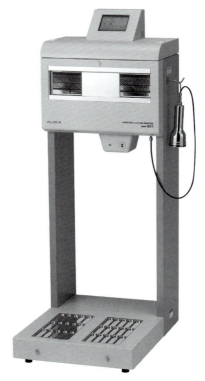

図 V-1-2　ハンドフットクロスモニタ

2 放射性物質の管理

🔓 医療機関の管理者／放射性医薬品／放射性医薬品管理者／管理記録簿／非密封RI／密封線源／放射性廃棄物

　放射性物質は貯蔵箱または貯蔵庫に保管します。医療機関の管理者は、放射性医薬品の保管・調製・施用および品質保証等に関する安全確保を図る義務があります。管理者は「医薬品の安全使用のための業務手順書」に従い放射性医薬品の安全確保に関する業務を総括します。放射性医薬品管理者は当該医療機関の薬剤師の中から指名され、放射性医薬品の保管・使用状況および廃棄されるまでの管理の記録簿（表V-2-1）を作成して管理者に年1回以上定期的に報告する必要があります。さらに放射性医薬品の安全使用のための研修の実施および放射性医薬品の品質についても年1回以上報告する必要があります。記録簿には表V-2-1に示す事項を記録して5年間の保存が必要です。

放射性物質の管理の要点

1）非密封RI

　非密封RIで放射性医薬品を取扱う場合には医療法で規制されます。この時には外部被ばくに加えて内部被ばくと汚染の有無も考慮する必要があります（被ばくの防止については該当する項を参照してください）。RIの物理的状態（気体、液体、固体）や化学的性質（安定かどうか）、保管方法は仕様書に記入されているので参照してください。非密封RIは主に核医学検査で使用され、また内用療法薬としてはβ核種の^{131}I（半減期8日）、^{90}Y（半減期64.0時間）などがあります。近年α核種^{223}Ra（半減期11.4日）の使用も開始されています。

　施設の管理者は、毎月空間線量率、表面汚染、空気中のRI濃度を月1回測定し、管理区域入口付近に掲示します。

2）密封線源

　密封されたRI（密封線源）は医療法施行規則の診療用放射線照射器具に該当します。^{125}I（半減期59.6日）、^{192}Ir（半減期73.8日）などが用いられています。密封線源の使用については医療法の他に、必ずRI規制法の規制を受けます。これらの法

律の基準に合致した設備を備えたとしても、実際の治療における作業は複雑であり、適切な設備の選択および医療従事者の作業の習熟が被ばくの軽減や事故の防止に重要となります。

3）測　定
定期的に外部放射線量の測定を行い、その記録を保存することが求められています。

4）廃棄物の一時保管
放射性薬剤の調製や取扱において発生した放射性廃棄物は、取扱場所あるいはその近くに配置され指定された一時保管容器に廃棄します。一時保管容器は、廃棄物の種類別（可燃、難燃、不燃など）に分別処理・保管が可能なように配置することが必要です。

5）廃棄物処理
一時保管容器に廃棄された放射性廃棄物は、放射線安全管理責任者の指示にしたがって、保管廃棄室の専用のドラム缶に封入して保管廃棄しなければなりません。廃棄物の処理は、指定された廃棄業者に委託します。

表 V-2-1 記録簿記載事項（例）

- ^{99}Mo-^{99m}Tc ジェネレータ溶出の日時、容量（放射能量、液量）
- 製品名と規格・検定日
- 購入日（入荷日）
- 使用日
- 患者名
- 使用量
- 残量
- 調製担当者名
- 施用者名
- その他

3 放射線防護具

🔓 X線／放射線防護具／鉛当量厚／防護用エプロン／防護手袋／防護眼鏡

　医療従事者が外部被ばくに曝される可能性が高い放射線の一つがX線です。X線による画像診断の他に、IVRなどにおいて術者がX線透視下で施術したり、患者さんが近くにいる状態でX線画像を撮像する場合などに注意が必要です。また、核医学領域では、数百 keV 程度の γ 線を放出する放射性同位元素を扱うため、遮蔽と汚染防止能力を兼ね備えた防護具が必要となります。また患者さんの付き添い者や介護者が検査に立ち会うこともあり、これらの被ばくを低減するためにさまざまな放射線防護具が使用されています。

　防護具は衣類型やスクリーンなどさまざまな形があり、用途によって使い分けられています。一般的には鉛を含んだ材質が使用され、遮蔽性能は鉛当量厚 [mm] で表されます。この値が大きいほど遮蔽性能が高くなりますが、重量は重くなります。X線のエネルギーによって透過線量が変化するので、適切な鉛当量厚の防護具を選択する必要があります。鉛当量厚 0.25 mm の場合は 60 kV の X 線は約 97 〜 98% 低減できるのに対し、100 kV の X 線は約 85 〜 92% の低減にとどまります。例えば、痩せ型の患者さんや子供に対して使用するような低い管電圧の X 線では鉛当量厚 0.25 mm で十分ですが、太った患者さんや作業量が多い場合には 0.35 mm の方が適切であるとされています。

　防護用エプロンは、最も基本的な衣類型防護具の一つで、体幹部防護に使用されます。防護する範囲はさまざまですが、胸から膝上ほどの範囲のものが多く使用されています。素材には鉛が含まれており、重量は数 kg ですが、近年では鉛を使用せず重量が 2 kg 以下のものも市販されています。わが国では、JIS 規格により鉛当量厚は 0.25 mm 以上と定められています。鉛当量厚の大きいものでは、正面と背面で数値が異なることがありますので注意が必要です。

　手首から指先までを防護する防護手袋には個々の指を覆うものや親指以外の指をまとめて防護するミトンタイプ、指を出して自由に動かせるタイプなどがあります。

　眼の水晶体は、人体で放射線感受性の高い組織の 1 つであり、放射線により誘発

される白内障がX線を使ったIVRに関与している医療従事者に見られることが報告されています。放射線防護眼鏡はレンズに鉛を含んでおり、水晶体の被ばくを低減することができます。レンズが側面にまわり込んだタイプは、側面からの放射線の遮蔽にも有効です。通常の眼鏡にクリップで止めるタイプや顔面全体を覆うフルフェイスタイプもあります。

その他、天井懸架型や衝立型の可動式遮蔽スクリーンがあります。遮蔽スクリーンは、身に着けるタイプと異なり重さが作業者の動きを制限することはないので、適切な場所に配置することで被ばくを大幅に低減することが期待できます。

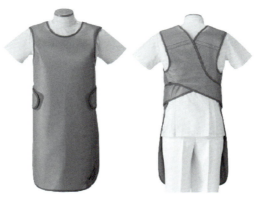

図 V-3-1 防護衣

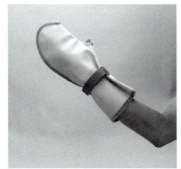

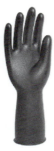

図 V-3-2 防護手袋

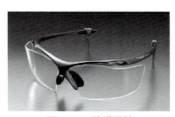

図 V-3-3 防護眼鏡

4 外部被ばく線量の測定

🔓 外部被ばく線量／個人線量計／ガラスバッジ／OSL 線量計／電子式線量計

　個人の外部被ばく線量の測定には個人線量計が使用されます。1 cm 線量当量および 70μm 線量当量（中性子は 1 cm 線量当量のみ）を測定することが義務付けられています。これらは実効線量および皮膚の等価線量として評価されます。現行法においては、水晶体の被ばく線量は、1 cm 線量当量または 70μm 線量当量のうち大きい値の方が採用されます。個人線量計を用いて測定することが著しく困難な場合は、サーベイメータなどの測定器によって測定された線量当量率を用いて算出します。これも著しく困難な場合は、計算によって被ばく線量を求めます。

　外部被ばく線量は、胸部（妊娠可能な女子は腹部）について必ず測定を行う必要があります。この該当する部位を基本部位と呼びます。基本部位を鉛エプロンなどの防護具で覆う場合は、線量計は防護具の内側に着用します。

　基本部位以外の場所が最大線量となるおそれがある場合には、次の通り部位を追加して測定を行います。

基本部位以外の部位が胸部および上腕部以外の体幹部である場合

　胸部に着用した線量計が防護具の内側になる場合には、頭頚部の方が高い線量を受けることが考えられるので線量計を頭頚部にも着用します。女性がスカートタイプの防護具を使用する場合には、腹部の線量計が防護具の内側になり、胸部の方が高い線量を受ける可能性があるので胸部にも線量計を着用します。ただし、該当する部位が上腕部（妊娠可能な女子は大腿部）の場合は追加しての着用は必要ありません。

基本部位以外の部位が頭頚部、胸部、腹部、上腕部、大腿部以外の場合

　作業中に指先に高い線量を受けることが考えられる場合には（末端被ばく）、指にリングバッジを装着します。

　一般的に広く使われる線量計の中で代表的なものは次の通りです。

蛍光ガラス線量計（ガラスバッジ）

　放射線を素子に照射後、紫外線を当てると線量に比例した蛍光（ラジオフォトルミネッセンス）を発します。線量の繰り返し読み取りができ、かつ繰り返し使用することができます。

光刺激ルミネセンス線量計（OSL 線量計）

　放射線を素子に照射後、可視光をあてると青色光の発光（光刺激ルミネセンス）を示し、その発光量は吸収線量に比例することを利用したものです。蛍光ガラス線量計と同様に繰り返し読み取り、測定が可能です。

電子式線量計

　シリコン半導体検出器を使用したもので被ばく線量が直読可能です。警報機能を付帯でき、外部の信号処理システムとの連動により入退域管理、トレンド管理等にも利用でき、被ばく記録用の個人線量計として使用されています。

　その他、ポケット線量計（電離箱）、個体飛跡検出器、熱ルミネセンス線量計（TLD）などがあります。

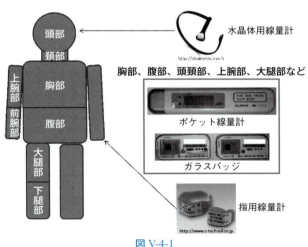

図 V-4-1
被ばく線量測定における各部位の名称と使用する個人線量計

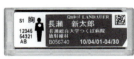

図 V-4-2 ルミネスバッジ

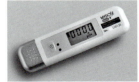

図 V-4-3 電子式線量計

5 眼の水晶体の放射線防護

🔑 ICRP／計画被ばく／眼の水晶体／白内障／等価線量限度／放射線審議会

　ICRPは、放射線防護の基本原則のひとつに、「線量限度の適用」を掲げています。計画被ばく状況下において、職業人および一般公衆に対する線量限度が勧告されている組織のひとつが眼の水晶体です。眼の水晶体は、卵巣や睾丸、骨髄とともに、生体で放射線に最も感受性が高い組織のひとつとされています。水晶体の線量限度は組織反応（確定的影響）として分類されている放射線白内障を防止するために定められています。

　眼の水晶体はたんぱく質が豊富な透明な組織であり、水晶体嚢と呼ばれる基底膜に包まれています。水晶体上皮の増殖帯で分裂し、赤道面で核をもたない水晶体線維細胞に分化し、水晶体核・水晶体皮質を構成します。生涯にわたり分裂し続け、最終的には重量が3倍になります。

　白内障は、たんぱく質が変性し、規則正しく配列している細胞の配列に乱れが生じ、水晶体が混濁することによって生じます。白内障の原因として多いものは加齢であり、その他、先天性のもの、外傷、アトピーによるもの等があります。また、紫外線や放射線でも発症します。60歳以上の集団では、水晶体の混濁が96%より高い割合で白内障と認められるとされています。近年、視覚障害を伴う白内障の治療として眼内レンズによる白内障手術が一般的に行われています。

　2011年4月にICRPは組織反応に関する声明を発表しました。この中で、計画被ばく状況における職業人の水晶体の等価線量限度については、これまで150 mSv/年としてきましたが、5年間の平均として1年あたり20 mSvを超えず、1年あたり50 mSvを超えてはならないと勧告されました。これは、低LET放射線に対する疫学調査結果と、①急性被ばく、多分割・遷延被ばく、慢性被ばくでしきい線量は同じ、②すべての微小混濁が被ばく後20年以内に視覚障害性白内障に進行する、といった2つの仮定をもとに、放射線白内障のしきい線量を0.5 Gyとしたことを踏まえたものです。

わが国では、放射線取扱業務関連の規制に対する水晶体の等価線量限度の見直しが検討され、2018年2月、放射線審議会眼の水晶体の放射線防護検討部会により、報告書「眼の水晶体に係る放射線防護の在り方について」が取りまとめられました。同年3月には、放射線審議会から関係各省に対して意見具申がなされました。報告書では、眼の水晶体の被ばくについて注意すべき作業者としては、実効線量が比較的高く、不均等な被ばくを伴う可能性のある作業者として、医療スタッフや福島第一原子力発電所等の廃炉作業に携わる作業者等が挙げられました。とくに医療分野では、IVRに携わる医療スタッフ等がこれに当たります。眼の水晶体の被ばく低減は、適切な水晶体の等価線量の評価、既存の防護眼鏡等の防護具の使用等により、現状でも十分に実施可能です。また、立ち位置や透視条件（照射時間や撮影回数等）への配慮、放射線防護教育および理解促進等の重要性も指摘されています。

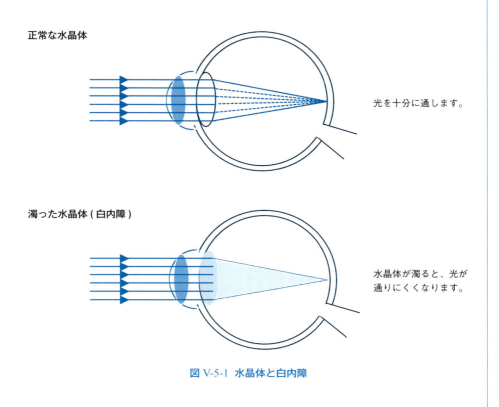

図 V-5-1　水晶体と白内障

6 妊娠女性、胎児の被ばく対策

🔑 妊娠／胎児／器官形成期／短半減期 RI ／母乳／県民健康調査

　一般的には放射線診療のベネフィット（利益）も被ばくによるリスク（危険）も患者さん個人が受けますが、患者さんが妊娠女性の場合にはそのリスクは胎児にも及ぶことになります。このために妊娠女性への放射線診断・治療には特別の考慮が必要となります。放射線被ばくによるリスクは妊婦の妊娠全周期を通して存在します。

　妊婦が外部被ばくした場合には子宮内を放射線が通過したり、体内に摂取されたRIが子宮内に移行すれば胎児も被ばくする可能性があります。胎児期は放射線感受性が高く、放射線影響の出方には時期特異性があることが知られています。着床前期に被ばくすると流産の可能性があり、器官形成期に被ばくすると奇形が起こることがあります。

　また、胎児前期に被ばくすると精神発達遅滞の可能性があります。このような、胎児への影響は 100 mGy 以上がしきい値とされています、2007 年の ICRP の勧告は、「胚／胎児への 100 mGy 未満の吸収線量は妊娠中絶の理由と考えるべきではない」としています。しかし妊娠可能な女性に対し、放射線検査を無配慮に実施するべきではないことは明白です。

　女性が放射線検査を受けた後に妊娠が明らかになった時には医療関係者は十分に納得のいく説明を行うことが求められています。そのため放射線診療の現場では妊娠の申告を奨励し、検査の適用・非適用の判断（正当化）を慎重に行うこととされています。

　また核医学検査の場合は胎児に被ばくのリスクを与えないために短半減期の RI（^{99m}Tc など）が使用されています。胎児への線量は、母体の水分補給と頻繁な排尿によって減らすことが可能です。

一方で、妊婦に投与されれば胎盤を通過して胎児リスクを引き起こすRI(^{131}Iなど)もあるので注意が必要です。さらに、多くの放射性医薬品は母乳の中に排出されるので、乳児へのリスクを回避するためには授乳を控えるなどの方法が必要です。

福島第一原子力発電所事故（以下福島原発事故）による胎児への影響についてはこれまでにいくつか報告がされています。福島原発事故から1年後には、福島県の県民健康調査の結果が取りまとめられました。この調査では福島県内の妊婦の流産や中絶は事故の前後で増減していないこと、さらに死産・早産・低出生時体重および先天性異常の発生率についても事故の影響は見られなかったことが報告されています。

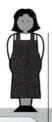

胎児への影響 **確定的影響と時期特異性**

重要な器官が形成される時期
＝薬の使用も気をつける時期
＝放射線にも弱い時期

| 着床前期 受胎0-2週 ・流産 | 器官形成期 受胎2-8週 ・器官形成異常（奇形） | 胎児前期 受胎8-15週 ・精神発達遅滞 | 胎児後期 受胎15週〜出産 |

しきい値は**0.1グレイ** 以上

一般的に妊娠2週目と呼ばれている時期は、妊娠直後の受胎0週(齢)に相当します。

図 V-6-1

7 小児の被ばく対策

チェルノブイリ／国際原子力事象評価尺度／甲状腺検査／医療被ばく／診断／参考レベル

　小児は成人に比べ、細胞の増殖能が高く放射線に対して高感受性を示すこと、臓器自体の容量が小さいこと、生涯寿命が長いことから被ばくの影響が高くなるとされています。

　原爆被爆者では被爆時の年齢が低いほど、生涯の発がん及びがんによる死亡リスクが高い傾向が認められています。原爆では混合放射線の外部全身被爆による影響が大きく、急性照射された全身組織の細胞のDNAに生じた損傷が、活発な細胞増殖と十分な時間を経てがんに結びついたものと考えられます。チェルノブイリ原子力発電所事故後には、小児の甲状腺がんが増加しました。長期にわたって持続経口摂取の機会が多かった^{131}Iが甲状腺に蓄積し、甲状腺局所の内部被ばくが生じたためです。これを教訓として、放射性ヨウ素の放出の可能性のある原子力事故が生じる恐れのある場合には、被ばく対策として予防的に安定化ヨウ素剤を投薬することが、原子力災害対策指針では定められています。錠剤のみならずシロップ剤など、乳幼児にも服用しやすい剤型を使用して、小児への投薬を優先しなければならないことは言うまでもありません。事故直後には、内部被ばくの防護を確実に行うことに加えて、内部被ばく線量評価のためのモニタリングを実施し、回復期には甲状腺検査を主とした健康調査などの対策がとられます。

　このような緊急被ばくとともに、小児の被ばくを考えるうえでの重要なキーワードとして医療被ばくがあります。CTスキャンを複数回受けたことのある小児または若年成人において、初回スキャン後10年のうちに白血病または脳腫瘍のリスクがわずかながら増大することが欧米の疫学研究で示されています（Lancet 2012, BMJ 2013）。日本は諸外国に比べてCT装置を多く保有し、国民一人あたりの診断による医療被ばく線量は3.8 mSv/年に達します（新版生活環境放射線 2011）。さらに、撮像性能の向上や、核医学検査における新規放射性医薬品の開発などから、医療被ばくに伴う線量は今後も増加することが考えられ、患者さんへの被ばくによる

健康リスクの増加が懸念されます。そのための対策の一つとして、ICRPの診断参考レベル（Diagnostic Reference Level, DRL）を取り入れた日本診療放射線技師会による医療被ばくガイドライン（DRLs2015の公表を受けて）が公開され、装置の管電圧や管電流などの条件設定など防護の最適化への努力が続けられています。核医学検査についても、無用な被ばくを避けるために、小児の体内における薬物動態を理解し、用法用量に配慮した適切な投与が必要です。

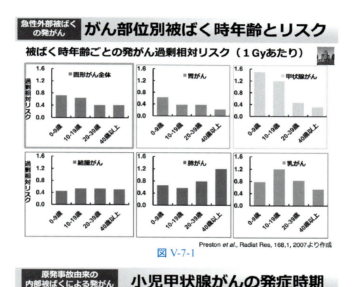

図 V-7-1

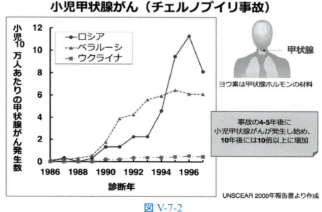

図 V-7-2

8 内部被ばく線量の測定

🔑 内部被ばく／ホールボディカウンタ／バイオアッセイ法／預託実効線量／甲状腺モニタ／間接測定法

　被ばくには内部被ばくと外部被ばくの2つのパターンがあり、外部被ばく線量は個人線量計で測定（もしくは推定）可能です。本項では内部被ばく線量の測定について述べていきます。内部被ばくとは吸入や経口摂取、または傷口からのRIの侵入による体内からの被ばくです。内部被ばく線量は個人線量計やGMサーベイメータのような機器での測定は困難で、ホールボディカウンタ（全身カウンタ）などの機器による体外測定（直接測定）や尿中のRIの間接測定（バイオアッセイ法）で評価します。その際には体内に取り込まれたRIからの内部被ばくを評価する目的で、預託実効線量が定義されています。預託実効線量とは加齢による人体の組織（臓器）の大きさの変化や、摂取したRIの物理学的半減期および生物学的半減期に応じた体内放射能の変化を考慮して、生涯（成人なら以降50年間、小児では摂取時から70歳まで）に受ける線量として計算されるものです。

　ホールボディカウンタによる体外測定法と尿中のRIの測定（バイオアッセイ）は次のように行われます。

ホールボディカウンタによる体外測定法

　体内から放出される放射線の量を、体から一定の距離に設置した放射線検出器を用いて測定する方法です。この装置により全身の被ばく線量だけでなく、γ線エネルギーの差異を利用して体内のRIの種類（核種）を知ることができます。ただしすべてのRIについて可能ではなく、透過力の大きいγ線を出すRI（^{60}Co、^{137}Csなど）が対象です。放射性ヨウ素による内部被ばく線量の測定には、甲状腺モニタが用いられます。これは放射性ヨウ素が体内に取り込まれると甲状腺に集積する特性に基づいた測定方法です。体外測定法を実施する時に環境中の放射線も同時に計測してしまうことがあることに注意しましょう。そのためには定期的に空間線量率を計測し、さらに環境中の放射線を遮蔽するなどの配慮が必要となります。

尿中の放射性物質の測定（バイオアッセイ）

　体外測定法のように人体から放出される放射線を直接測定するのではなく、尿中や便中に含まれる RI の量を測定して被ばく線量を推定する方法で、間接測定法です。測定には数日間分の試料（尿や便など）が必要となります（一回量では不足）。体外測定法と違い、ほぼ全ての RI（α 核種なども含めて）を測定することができる利点はありますが、個人の排出量などの他に測定までの試料の取り扱いに起因する測定結果の誤差が大きくなる欠点があります。

　いずれの方法も RI を体内に取り込んだ時期の情報が不正確であると、測定結果（被ばく線量）の誤差が大きくなります。取り込んだ時期の正確性が内部被ばく線量測定のポイントとなります。

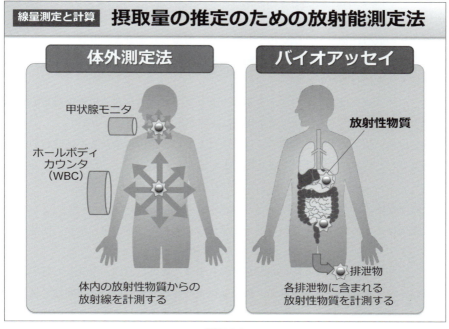

図 V-8-1

9　除染方法

除染／ポリエチレンろ紙／フード／サーベイメータ／湿式／減衰

　非密封 RI が作業台や床面などに付着し汚染した場合、放置しておくと予想外の被ばくの原因となります。「汚染」を発見したら「除染」を行うことが必要です。除染の基本は「早期発見、早期除染」で、早く除染するほど効率よく RI を取り除くことができます。

作業前準備（作業場所の汚染対策）

　作業台や床面、フードやグローブボックスの内部など、汚染する可能性のある箇所に「ポリエチレンろ紙」を貼ります。

　液体状の放射性物質でろ紙が汚染した場合、汚染した部分を張り替えることで容易に除染できます。また作業時や移動時にろ紙を貼ったバットを使用することで汚染の拡大防止につながります。

　サーベイメータは検出窓（部）や本体をラップ等で覆うなどして汚染対策を行っておきます。このような汚染対策を作業に支障が出ない範囲で行います。

　手袋は使い捨ての手袋を準備し、作業中はとくに手袋の汚染検査を随時行い、汚染を発見したら速やかに手袋を取り替えましょう。

作業台面や床面などの除染

　作業後は必ず汚染検査を行い、汚染を発見した場合は二次汚染に十分に注意して除染します。

　まず汚染領域に印をつけ汚染状況を把握します。除染は原則「湿式」で行い、最初はペーパータオルに水をつけて、汚染レベルの低い方から高い方に向けて拭き取り、拭き取ったペーパータオルは放射性廃棄物として廃棄します。これを繰り返して除染します。除染状況に応じて中性洗剤、キレート剤などの除染剤を段階的に使用します。

　粉末状の RI の場合はまず水で濡らしたペーパータオルや粘着テープを使用して汚染の拡大を防ぐことが大切です。

他にストリップペーストでのはぎ取りやヤスリで削り取るなどの物理的方法があります。除染が難しい場合、比較的半減期の短い核種では減衰を待つ方法もありますが、その場合汚染した領域および汚染状況（汚染日時、検査日時、核種、測定値など）を明示しておく必要があります。

身体の表面汚染の除染

大量の流水で洗い流すのが効果的です。汚染箇所に水を流しながらハンドブラシでこすり除染します。強くこすると皮膚が傷ついて内部被ばくの原因となるので注意しましょう。目や傷口に入った場合も水洗が有効的な手段です。

衣服等の除染

すぐに流水や洗濯機などで洗うことが効果的です。除染できない場合、一部もしくは全部を管理区域内で廃棄（もしくは保管）します。

● RI をこぼした時の処理方法（液体の場合）

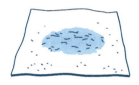

①ペーパータオルをかぶせて、液体を吸収させる

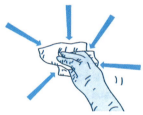

②汚染を拡大させないように、残った液体は外側から内側に向かって拭く

● RI をこぼした時の処理方法（粉末の場合）

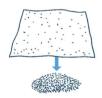

①水で濡らしたペーパータオルを使い、汚染を拡大させないよう、外側から内側に向かって拭く

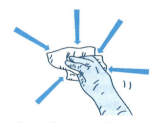

②粉末を舞い上げないよう、静かに行う

図 V-9-1（日本アイソトープ協会："よくわかる放射線・アイソトープの安全取扱い現場必備！教育訓練テキスト"，P.49，日本アイソトープ協会 (2018)）

10 核医学診療を受けた患者さんへの対応

 核医学／内用療法／内部被ばく／放射性医薬品／患者体液／患者家族

　核医学検査・治療（内用療法）にはRIおよび放射性医薬品を用います。多くは経静脈的に投与しますが、経口的または吸入することもあります。核医学診療を受けた患者さんは、体内から放射性物質が消失するまで内部被ばくの状態であり、自身は放射線源となります。したがって周囲の人にも外部被ばくの可能性があるため、患者さんとその家族には検査前後での説明および指導が必要です。

検査・治療前の確認事項

①検査は放射性医薬品を投与して行われますが、少量のため放射線被ばくはわずかであり身体にほとんど影響がありません。
②放射性医薬品を用いるため、原則として放射線管理区域内で行われます。
③検査前に食事制限や下剤の内服などがある検査もあります。
④20〜60分と比較的長い時間を要し、同一体位を保持する必要があります。とくに乳幼児の場合は鎮静処置が必要になります。
⑤使用する放射性医薬品はそれぞれの患者個人用に準備しますが、高価で半減期が短いことから、予定通り検査できないときは早めに連絡するように協力を求めます。

放射線の被ばく線量の低減について

　放射性医薬品は主に患者さんの尿中に排泄されます。被ばく線量が比較的高くなるのは膀胱です。放射性物質が膀胱にたまっている時間をできるだけ短くするために水分を多く摂取し、頻回に排尿を促します。

排泄物の取扱

　検査後の患者さんの体液（血液、尿、糞便、汗、唾液など）にはRIが含まれるため汚染源となり、その処理には注意を要します。とくに患者さんに投与した放射性医薬品のかなりの割合が初回尿に含まれるため、核医学施設内のトイレで排泄することが望まれます。またオムツなども同様に投与後の数日間はRIによって汚染

されています。これらの物はビニール袋に入れて一定期間規定の廃棄物容器に保管し、定められた方法で廃棄します。

検査後の家族との関わり

患者さんは自身が放射線源であることを自覚して家族と関わる必要があります。患者さんからの距離が近いほど被ばく線量は高くなるため、検査後1日程度は至近距離で家族と長時間接しないように指導します。とくに子供は放射線に対する感受性が高いために患者さんが抱くことは避けるように説明します。放射性医薬品は母乳中にも分泌されます。母親が母乳で育児中の場合は母親への指導が必要になります。

甲状腺機能亢進症や甲状腺がんなど大量の放射性医薬品を投与して治療する場合、患者さんはアイソトープ病室に入室します。患者さんは自立して生活できることを前提としており、入室中の食事、清潔、排泄等の日常生活については担当の医療関係者が指導することが必要です。患者さんに関わる医療関係者は職業被ばくの低減のために放射線防護の3原則（遮蔽、距離、時間）を実践することが重要です。とくに、患者さんのケアに対して看護師などが患者さんに長時間接近できない場合があることを患者さんに事前に説明し、理解を得る必要があります。

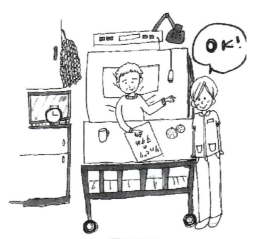

図 V-10-1

（浅川和美 他 編著："看護学生してはいけないケースファイル ── 臨地実習禁忌集"，丸善出版 (2013)）

11 X線撮影装置の安全取扱

🔓 X線撮影／CT検査／被ばく管理／介助／漏洩線量／作業環境測定

　X線撮影装置は、胸部撮影を始めとし、腹部や骨など全身のX線撮影に用いられます。患者さんに痛みなどの負担をかけることなく体内の情報を画像として取得でき、手軽に短時間で検査を実施できることから多くの医療機関で用いられています。またX線CT装置はさらに詳細な情報を得ることができ、精密検査に用いられます。一方放射線を扱うことから、検査における患者さんおよび医療従事者の被ばくを管理する必要があります。

　患者さんへのX線照射量が増えれば画像のノイズが減り画質がよくなりますが、患者さんの被ばくは増えます。逆に照射量を減らせば、被ばくは減りますがノイズが多くなり、場合によっては正確に診断ができなくなる可能性もあります。個々の患者さんにより体型が異なるため、体型に応じて診断可能な画質となる必要最低限の照射量を調整する必要があり、これを「線量の最適化」といいます。

　また、装置は日々使用することで劣化や故障する可能性もあります。そのため始業点検や終業点検、定期的なメンテナンスにより、装置および検査の品質を維持する必要があります。これらは診療放射線技師に求められるX線撮影装置、検査の安全取扱の内容です。

　医療従事者の被ばく管理について、X線撮影検査やX線CT検査においてはX線照射時に通常医療従事者が室内に立ち入ることはなく、さらに照射中に検査室の扉を閉めて照射することで医療従事者が被ばくすることはありません。ただし患者さんによっては意識レベルが低い、立つことが困難、あるいは救急患者や乳幼児の場合で静止することが困難な場合に検査中に動いてしまうと画像がぼけてしまい正確な診断できないこと、また寝台からの転落といった医療安全の観点から照射中に動かないよう患者さんを介助する必要があります。この場合は、医療従事者の被ばくを可能な限り減らすよう放射線防護具（専用のエプロンやメガネ）の活用や、専

用の患者固定具の使用、介助する位置を工夫する必要があります。

　医療従事者の被ばくの基になるのは、X線を当てることで発生する患者さんからの散乱線です。介助するために患者さんに近づかざるを得ませんが、可能な限り腕を伸ばすことで距離を離すことができます。また介助時に、患者さんへX線の当たる照射野内に介助者の手や体を入れないことが重要です。照射野の中と外では100倍以上、放射線の量に差があります。また患者さんの家族や付添者に十分説明をした上で、介助を補助してもらうことも医療従事者の被ばく低減に有効です。

　さらにX線撮影室の外にいる一般公衆（家族、他の患者さん、医療スタッフなど）を被ばくから守るために、定期的に部屋の外に漏れるX線量（漏洩線量）を測定して、法令で規定される値以下に保たれていることを確認することが重要です。（作業環境測定）

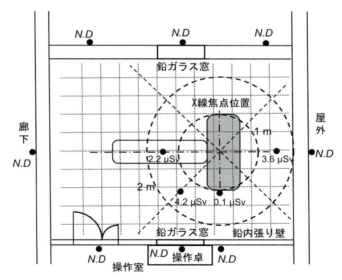

N.D.: Non Detection「検出を認めず」、バックグラウンドと同じレベル

図 V-11-1 X線撮影装置の安全管理
X線CT検査室の漏洩線量測定図の例。半年毎に空間線量当量を測定し、管理する。

12 移動型(ポータブル)X線撮影装置の使用方法

🔑 ポータブル撮影／病室／医療従事者／家族／介助

医療法施行規則の第30条の14(使用の場所等の制限)において、「X線装置の使用はX線診療室で行うこと、ただし特別な理由により移動して使用する場合はこの限りではない」とされています。ポータブルX線撮影装置(図V-12-1)による撮影は、医師および歯科医師が患者さんの移動を困難と判断した際に、救急処置室や手術室、病室あるいは在宅において実施されます。撮影装置の操作者は、医師、歯科医師または診療放射線技師です。放射線防護上の観点から患者さんとその家族、医療従事者(医師、診療放射線技師、看護師、介護士など)に「防護上の留意すべきこと」を確実に実施することは重要です。

撮影時および前後の注意事項

患者さんは生命維持装置、シリンジポンプ、ドレナージ、点滴などを設置されているため、その容態を把握している医師や看護師と共同して撮影準備を行います。ポータブル撮影装置をベッドサイドに近づける際あるいはX線管セッティングの際には、ベッドへの衝突や点滴などに衝突させないよう注意が必要です。

撮影後にはすばやく画像検出器を取り除く作業を共同で行います。とくに胸部の臥位撮影では、高齢者や痩せ型の患者さんは背中に設定したカセッテにより痛みを伴う場合もあるので、迅速な対応が求められます。この時に輸液ルートや動脈ライン、経鼻経管栄養チューブなどを巻込むことや、引き抜くことのないように注意をして下さい。

放射線防護

操作する医療従事者は、個人モニタと防護衣(鉛当量0.25 mm以上)を着用します。撮影を介助する者(医療従事者、患者家族)に対しても撮影者同様に放射線防護衣と防護手袋の着用が求められます。股関節軸位撮影などの側方から患部を撮影する場合は、周囲の患者さんなどに直接X線による被ばくを与えないように配慮する必要があります。照射方向に0.25 mm鉛当量以上の防護衝立や防護スクリーン等

の遮蔽物または防護衣により、周囲への放射線防護措置を講じます。

2m ルール（ライン）

　胸部 X 線撮影 1 回あたりの患者さんの被ばく線量は 0.06 mGy 程度です。図 V-12-2 に胸部撮影（臥位、坐位）における 1 撮影あたりに患者さんから発生する散乱線の空間線量分布を示しています。線量は患者さんからの距離の逆 2 乗にほぼ比例して減少します。患者さんから 2 m 以上離れた位置での散乱線量、周囲への被ばく線量は 1 μGy（= Sv）以下です。健康影響を心配するような線量ではありません。

　撮影時に介助の職員が病室を退室する際、被ばくを恐れてあわてて病室から退室するのは、同室の患者さんなどに不安を与えることになりますので避けてください。また、同室の患者さんや患者さんの家族も 2 m 以上離れていれば退室の必要はとくにありませんが、ひとことお声がけして説明し、それぞれの判断に委ねます。

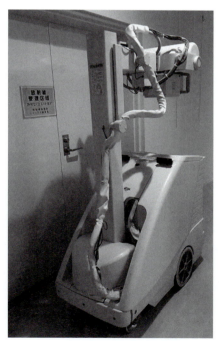

図 V-12-1 電動式ポータブル X 線撮影装置
ポータブル装置には、電動式、手動式のタイプがある。

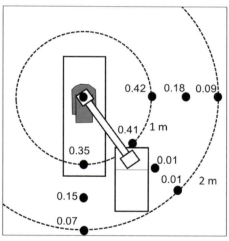

図 V-12-2 病室ポータブル撮影での散乱線量例
撮影条件：90 kV、1 mAs、寝台に患者さん(ファントム)が寝た状態で胸部撮影。
単位：μSv。装置は遮蔽体となり、後ろではほぼ到達しない。

13 在宅医療における ポータブルX線撮影装置

🔑 在宅／携帯型／移動型／ポータブル撮影装置

　在宅医療で用いるポータブル撮影装置（携帯型、移動型）を所有している施設の管理者は、通常のX線装置の場合と同様、医療法施行規則第24条に基づき、都道府県知事（窓口 管轄保健所）に届け出なければなりません。機器の更新の際にも、医療法施行規則第29条に基づき、変更を届け出なければなりません。診療放射線技師は、照射記録を作成し、その照射について指示をした医師または歯科医師の署名を受けなければなりません（技師法第28条）。

　在宅、老人保健施設・特別養護老人ホームの居室でのX線撮影は、寝たきり等の理由により、病院・診療所への受診が困難な場合等、どうしてもやむを得ない場合に限ります。電話での医師からの指示に基づき撮影を行っても構いません。また1週間後の病状フォローアップのための撮影を医師から受けた場合は、後日の撮影も行うことができます。照射記録は、5年間保存する義務があります。なお、患者さんの居宅での透視を行うことはできません（平成元年1月18日付健政発第20号通知）。

　在宅撮影の対象となる患者さんはさまざまな疾患を有していることもあり、訪問者は外部からウィルスや病原菌を持ち込まないように十分の注意をする必要があります。対象の患者さん宅を訪問したら、直ちに洗面所などで手洗いを行います。その際には患者さん宅の備え付けのタオルなどを使用するのは控えてください。必ず自身のタオルやペーパータオルなどで手を拭いてください。また手指消毒用のアルコールを持参して撮影前に再度消毒を行うことも有効で、十分な配慮が必要です。また、X線撮影装置の支持台などは床や畳を傷つける可能性がありますので、敷物などを敷くなどの配慮が必要です。カセッテについては、その使用前後に必ずアルコール消毒を実施してください。

　なお撮影の際には病院でのポータブル撮影と同様に医療従事者、患者さん、介護者、家族の他、介護施設などで行う場合は他の施設利用者などに対して、防護衝立

などの設置や2m以上距離をとるなどの放射線防護のための措置を講じてください。

災害時の救援所等におけるX線撮影の適応は、医政指発第0107003号（平成21年1月7日）「災害時の救護所等におけるエックス線撮影装置の安全の使用について」の別添の指針に詳細な記載がありますので、参考にしてください。

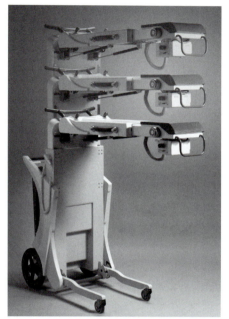 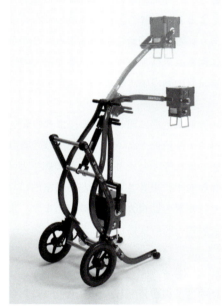

図 V-13-1　バギー式ポータブルX線撮影装置
（写真提供：株式会社大林製作所）

14 放射線治療装置の安全取扱

🔑 放射線治療／粒子線治療／小線源治療／監視カメラ／インターロック／放射化物

　放射線治療においては計画した通りの線量を正確に当てる必要があり、少なすぎると病巣への効果が不十分で再発、多すぎると想定以上の有害事象（副作用）が発生する恐れがあります。そのため、装置が病院に設置後に、常に安定してX線を照射でき、操作通りに正確に動作していることを確認する品質管理が重要です。操作をする者は、操作方法に習熟しておくことはもちろんですが、装置は非常に重量があり複雑かつ精密な動作をすることから、始業点検での毎朝の動作確認や、定期的に精密な点検を行うこと、また個々の患者さんの放射線治療計画に応じた放射線治療装置の動作確認が求められます。

　放射線治療に関わる医療従事者の安全管理として、放射線治療ではX線撮影に比べて100倍近く高いエネルギーの透過力が高いX線を使用することから、治療室の壁や扉は厚くしたり、迷路型の廊下とすることで室外への漏洩を防いでいます。X線照射中に患者さん以外が治療室内に立ち入り被ばくすることがないように操作室では複数の監視カメラで確認します。また万が一入口の扉を開けてしまった場合は放射線の照射は停止するようなインターロック機構が組み込まれています。

　高いエネルギーのX線を使用する場合にはX線と金属が衝突することで二次的に中性子線が発生します。中性子線はX線に比べて生体への影響が大きいことから、二次中性子線の管理も重要です。放射線治療に関わる放射線診療従事者は、中性子の被ばくも測定できる個人線量計を装着する必要があります。また中性子線が発生する状況では、X線の当たる部位の装置の金属がRIに変化（放射化）し、生成した放射化物からの放射線による被ばくに注意すること、また放射化物を紛失しないこと、適切に廃棄すること、といった放射線管理が求められます。

　粒子線治療装置の場合は、さらにエネルギーの高い陽子線や炭素線などが使われ、装置や治療室はより大がかりとなります。室内の空気も放射化することから、スタッ

フの被ばく管理の観点から室内の線量率が一定以下にならないと入室できない機構も採用されています。

　小線源治療装置の場合は、アプリケータの挿入をX線透視下で実施することから、X線透視検査と同様の従事者の被ばく管理が求められます。また小線源は常に放射線を出し続けることから、通常格納容器内にある場合は問題ありませんが、装置のトラブル時に不要な被ばくをすることがないよう、日々の装置管理とトラブル時の対応について普段からトレーニングをしておくことで、非常時に備えておく必要があります。

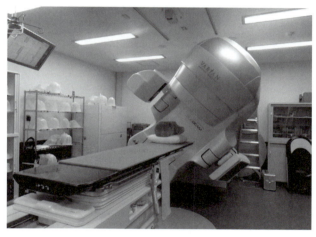

図 V-14-1 放射線治療室と放射線治療装置(リニアック)
患者さんが寝台に寝た状態で、さまざまな方向からX線、電子線を標的に向け照射する。室内には個々の患者さん用に作成された、患者さんの頭部の固定具が置かれている。

COLUMN

「放射化」について

　放射線治療で使われるような高エネルギーのX線が金属などの物質と衝突すると、物質中の原子核にある中性子が飛び出し（光核反応）、さまざまなRIが生成します。放射性医薬品のためのRI製造等とは別に、意図せずRIとなったものを放射化物と呼びます。光核反応にはしきいエネルギーがあり、放射線治療でもエネルギーの高いX線を使用するほど起こりやすく、物質の種類にも依存します（一般的に原子番号が高いほどしきいエネルギーは低くなります）。室内の空気や冷却水も放射化することがあり、とくにリニアックなどの加速器治療装置を使用する場合は放射化に注意することが必要です。

15 密封小線源（シード、グレイン）の取扱

🔓 シード／グレイン／^{125}I／^{198}Au／前立腺がん／RI規制法／医療法施行規則

概　要

　がんに直接密封線源を永久挿入して治療する方法として、シードおよびグレインを用いる密封小線源治療があります。現在ヨウ素（^{125}I）シードが前立腺がん治療に、金（^{198}Au）グレインが頭頸部がんの治療に用いられています。わが国では1970年代初頭より^{198}Auグレインを用いる治療が始まり、2003年には厚生労働省より「診療用放射線照射器具を永久的に挿入された患者さんの退出について」（医薬安第0313001号通知）および「患者さんに永久的に挿入された診療用放射線照射器具（^{125}Iシード、^{198}Auグレイン）の取扱について」（医政指発第0715002号通知）が通知され、続いて^{125}Iシードの供給が開始されたことから、本格的に前立腺がんに対する密封小線源治療が開始されました。現在^{125}Iシードおよび^{198}Auグレインを用いる治療は、国内約120の医療施設において年間約3,000件以上実施されています。

法的な位置付け

　シードおよびグレインはRI規制法および医療法によってその使用、貯蔵および廃棄方法が規制されており、これら法令上の基準を満たした施設でのみ取扱ならびに治療が可能となります。ただし、患者さんの体内に挿入された後の密封小線源はRI規制法の規制から外れ、医療法で一元的に規制管理されます（平成17年6月1日付文部科学省告示第76号）。体内挿入後に脱落又は摘出された密封小線源は「放射性同位元素に汚染された物（医療用放射性汚染物）」として医療法施行規則第30条の14の2第1項の規定に基づき日本アイソトープ協会に廃棄の委託を行います。また治療で使用されずに余った密封小線源はたとえ減衰してもRI規制法によりRIとして規制されるため、日本アイソトープ協会に引取を依頼して譲渡します。密封小線源を万一紛失した場合、事故扱いとなるので注意が必要です。

取扱における注意点

　シードおよびグレインの取扱においては、取扱方法の不備による無視できない被

ばくや線源の紛失といった事態も起こり得るので、細心の注意を払って取扱を行う必要があります。具体的には、
① 密封小線源の個数および形状を都度確認しましょう（包装やカートリッジ等に密封小線源の脱落はないか、破損はないかを目視又は透視、サーベイメータ等で確認）。
② 外部被ばく防護の3原則（遮蔽、距離、時間）を考慮し、被ばく量の低減に心掛けましょう。とくに線源を直接触ることは避け、ピンセット、トング等の用具を用いることが重要です。
③ 誤って線源を落としてしまった場合の対策を事前に講じましょう（トレイの使用、床面の養生又は平滑化、機材等で生じる隙間の封鎖、サーベイメータの作動）。
④ 関連学会等が作成しているガイドラインを遵守し、安全の確保と治療の質の向上を図りましょう。

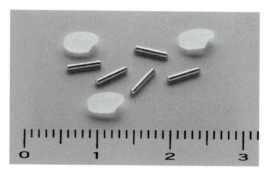

図 V-15-1 ヨウ素シード
（（株）メディコン提供）

COLUMN

前立腺がんのトリモダリティ

^{125}I シードを用いる前立腺がん治療は、従来低リスクから中リスクの限局性がんに対して専ら行われていましたが、近年では浸潤や微小転移が見られる高リスク前立腺がんに対しても密封小線源治療＋外部放射線治療＋ホルモン療法を組み合わせた治療方法（トリモダリティ）が一部の施設で開始されており、良好な治療成績に関心が寄せられています。

16 放射性廃棄物

🔑 固体／液体／気体／放射性廃棄物／保管廃棄／感染性廃棄物

　放射性廃棄物は、固体、液体、気体廃棄物に大別されます。

　医療機関で発生する放射性廃棄物は主に核医学診療で使用したもので、放射性医薬品に汚染した物、またその可能性のある物になります。診療に使用したRIが放射線管理区域外に搬出され、公衆や環境に不要な被ばくをもたらすことのないように厳重に管理する必要があります。

　気体および液体廃棄物は、自施設で法律に定められた基準値以下に希釈して廃棄することができますが、希釈の困難な液体や固体廃棄物は専門業者へ廃棄を委託します。

　医療機関で発生する固体の放射性廃棄物としては放射性医薬品の調合に使われたバイアルやシリンジ、チューブ、手袋、注射針、汚染拡大のために敷かれたろ紙等が該当します。これらは、金属、塩ビ製品、ガラス製品などの不燃物、プラスチックやゴム製品などの難燃物、紙や布類などの可燃物に区分して保管廃棄した後に、専門の廃棄業者に廃棄を委託します。血液などが付着した感染性廃棄物は廃棄業者が引き取れないため注意してください。

　液体の放射性廃棄物は核医学検査室等の放射線管理区域内で流し台等から流し、貯留槽に貯留されます。この後に希釈することで法律に定められた基準以下になったことを確認した後に一般下水に排水されるように排水設備が備えられています。

　気体の放射性廃棄物は、管理区域内では専用のフィルタを通してRIを吸着し、法律に定められた基準以下で管理区域外に排気するような排気設備が備えられています。

　放射性医薬品は患者さんに投与された後に、その多くは尿や便で排泄されます。核医学診療に携わる医療従事者は、放射性医薬品を投与された患者さんからの廃棄物は放射能によって汚染されている可能性があることを認識する必要があります。廃棄物処理施設においては感染性廃棄物の中に含まれていたオムツ、尿パック、三

方活栓などから放射線が検出され、その引き取りが拒否された事例もあります。核医学診療を行う医療従事者は関係者に廃棄物の取扱上の注意を徹底し、それに基づいた適切な対応をとる必要があります。

具体的には放射性医薬品の静脈内投与には留置してある点滴路を用いずに新しい血管を確保すること（使用した点滴路は放射性廃棄物となります）、対象の患者さんのオムツや尿パックは一定期間、職員や患者さんの被ばくの防護に配慮した一時保管場所に保管します。これらの廃棄物は廃棄業者に引き渡す前にサーベイメータ等の放射線検出器で放射線が検出されないことを確認した後に感染性廃棄物として廃棄します。

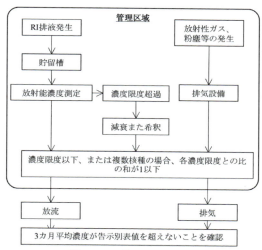

図 V-16-1 排気排水の流れ

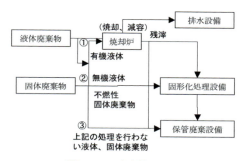

図 V-16-2 廃棄物の処理

排気、排水を行わないものは、放射能レベルに関わらず上記の①〜③の方法により廃棄する。
参考：日本アイソトープ協会編："3版 放射線安全管理の実際"、日本アイソトープ協会 (2013).

17 「ホウ・レン・ソウ」の重要性

報告／連絡／相談／情報共有／チーム医療／コミュニケーション

「報・連・相（ホウ・レン・ソウ）」とは、「報告」「連絡」「相談」を分かりやすくほうれん草と掛けた略語で、主としてビジネスにおいて使われています。1982年に山種証券社長の山崎富治氏が社内キャンペーンで始めたことから広く知られるようになりました。

「報・連・相」の目的は、組織内における情報共有を促進づけることにより生産性の向上を図ることにあります。「報告」とは基本的に上司から部下への命令に対して、部下が業務や作業の経過や結果を知らせることです。「連絡」とは関係者に簡単な業務・作業情報を知らせることです。「相談」とは仕事において判断に迷った時や自分の意見を聴いてほしい時に、上司や先輩、同僚に参考意見を聞くことです。その結果として早急な問題解決につながることになります。「報・連・相」を円滑にするためには、「目的」「伝える対象」「伝える事柄」を明確にする必要があります。さらに「報・連・相」における共通の目的は情報を共有化することでもあります。

「報・連・相」は、診療チームとしての医師・看護師や他のスタッフとの間のコミュニケーションの基本姿勢です。医師・看護師や チーム医療に携わる職員がお互いの上下関係に関わりなく緊密な連絡をとりあい、得た情報を交換して当該事象に対応することです。

原子力災害の場合には、地域の被ばく医療機関に診療が必要となる患者さんが移送されてきます。この他に地域の避難所等には放射線による健康や生活に関する不安を抱いた多数の住民等が一挙に訪れることが予想され、医療関係者により問診および健康相談等が行われることになります。医療関係者は住民から寄せられるさまざまな相談に対応することが求められます。

災害発生時においても、住民の不安軽減のためには医療関係者を含む関係者間の「報・連・相」は必須です。

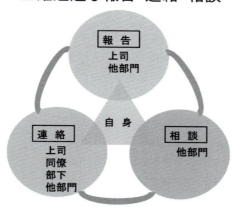

図 V-17-1

COLUMN

ホウ・レン・ソウの事例紹介

　車椅子搬送の必要な外来患者さんに、医師より PET-CT の指示があり、看護師は放射線科に予約の「連絡」をしました。その際に放射線技師に車椅子搬送が必要である情報は「報告」していました。

　看護師は患者さんに検査の説明を行う中で、患者さんは排泄介助が必要であることを把握しました。このために看護師は介助する看護師の被ばくの可能性を考えて、患者さんの排泄介助が必要な状況を外来師長に「相談」しました。

　外来師長は医師に患者さんの情報を説明し、介助する看護師の被ばくの可能性について「相談」しました。医師は担当する看護師、放射線技師と話し合い、PET-CT を中止することを検討して患者さんに説明を行いました。当初、医師は患者さんが車椅子搬送ではあるが、排泄介助が必要かどうかの把握はしていませんでした。さらに、放射線技師も排泄介助が必要であることは認識していませんでした。

　このように患者さんの重要な情報を把握した看護師の師長への「相談」が介助する看護師の無用な被ばくを未然に防護できた要因です。

18 ヒヤリハット事例と過去の事故事例

🔑 医療事故／ヒヤリハット／ヒューマンエラー／医療安全／医学物理士

　医療事故の防止は患者さんの安全と安心を預かる医療従事者にとって最優先課題であり、放射線診療の場においても当然起こりえることから他部門同様の注意や対策が必要です。昨今は多くの医療機関において医療安全に注力されているところですが、さまざまな危険が潜む現場で医療事故を完全になくすことは困難です。過去の事故事例やヒヤリハット事例を教訓に常に対策を考えることが有効です。本項目では、放射線診療に関する事例を紹介します。

　一般撮影や透視検査で起こる事例としては検査時のミス、患者さんの間違い、検査中の転倒や寝台からの転落、指はさみ、チューブ類のひっかけなどが挙げられます。具体的な撮影時のミスとしては装置の操作ミスや撮影条件、整位（患者さんの位置合わせ）、撮影部位の間違いがあります。

　これらの原因は診療放射線技師の技術不足や思い込みによるところが大きいことにあります。患者さんの間違いについては、同性の場合の思い込みによる間違いや医療スタッフ間の連携不足が原因として挙げられます。検査中の転倒や転落については放射線検査では装置の構造上狭い寝台の高い位置で実施されることも多く、患者さんの状態を常に把握し、目の離せない患者さんには複数のスタッフで対応することが必要です。これらは他の検査にも該当する基本的な注意事項でもあります。

　CT検査の場合は造影剤を使用することもあり、副作用時の対応や針刺し事故の防止が求められます。核医学検査では患者さんに装置の検出器を可能な限り近づけますが、患者さんに装置が衝突しないように操作の訓練が重要です。放射性医薬品は多くの種類を使用することから、患者さんごとに使用する放射性医薬品を間違えないような工夫をするとともに、汚染の防止に努める必要があります。

　放射線治療では線量設定のミスで患者さんへの線量が過小、過大となり患者さん

の命に係わる医療事故が起きたこともありました。確定的影響を与える大線量を使用することから、とくに複数のスタッフでチェックして間違いがないよう注意することが重要です。医療機関によっては医学物理士を配置し装置や治療計画等の品質管理を実施しており、質の高い診療が実施されています。

　人的なミス（ヒューマンエラー）を防ぐには、個々の従事者の技術を磨くことが当然必要ですが、経験の豊富な人でもミスをしないとはいえず、職場の労働環境に配慮する必要もあります。人的なミスとは別に、装置の故障により患者さんに不利益を起こすこともあります。放射線機器はいずれも複雑かつ精密なものですので、日々の始業点検、終業点検ならびに、メーカー等による定期的なメンテナンスなど装置の品質管理が求められます。過去の事例を教訓としていかに事故を防いでいくかを常に考え、事故の起こらない持続的なシステムを構築していくことが重要です。

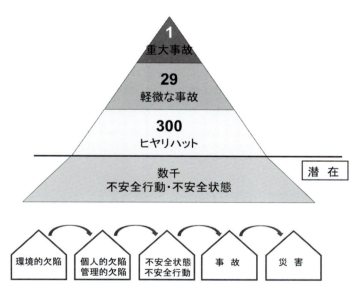

図 V-18-1 ハインリッヒの法則と 5 つの駒
1 件の重大な事故の背景には、29 件の軽微な事故がある。
さらにその裏には 300 件のヒヤリハットがある。
潜在化された不安全行動を顕在化させて対策をとるプロセスが重要。
責任の追及よりも情報の共有。
根本原因を深掘して事故の発生を未然に防止。

19 取扱う際の注意事項の整理

🔓 コミュニケーション／放射線知識／機器の安全取扱／被ばく線量／
RI 等の利用、防護、管理

　医療施設での RI 等の取扱で重要な点は、患者さんの容態に気を配りながら、被ばく防護にも努めることです。また、医療者間でのコミュニケーションが大変重要であり、小さな事柄でも情報交換しておきます。そして、医療従事者間で連携を取りながら、患者さんやその家族への説明を丁寧に行って、患者さんの不安を和らげてください。

　II 編で述べた放射線知識をよく理解してください。放射線の性質をよく理解したうえで放射性同位元素等を取扱うと、どこに気をつけなければならないかが納得できると思います。

　III 編で RI 等のさまざまな医療応用について述べました。医療施設にはさまざまな規模の施設があり、施設ごとに所有している機器は多様です。当然、自身の施設が所有する機器の安全取扱に習熟しなければなりません。本当に習熟するためには必要に応じて作動原理を知っておいた方が良いのです。そしてその機器の注意すべき点などは従事者全員で共有してください。

　IV 編で、医療施設での放射性同位元素等の取扱に関しては、RI 規制法だけでなく、電離則、医療法施行規則、薬機法などで規制されていることについて述べました。これは医療でも大変重要である放射性同位元素等を取扱う際、医療従事者を被ばくから守るための法律の観点からの仕組みです。
　医療従事者の被ばく線量は、他の業種の従事者に比べて高い傾向があります。本書で述べられているさまざまな防護により、被ばく線量を下げてください。

　V 編では、医療関係者がいろいろな場面で出会う RI 等の利用、防護、管理などを記載しました。日常の医療行為、安全管理でぜひ利用してください。医療施設により所持していない機器もあると思いますが、自身の関係する箇所はよく読んで、

患者さん、その家族、医療従事者の無用な被ばくがないようにしてください。

　大変特別な場合ですが、原子力災害が発生した場合、診療が必要になる医療施設も出てきます。放射線による健康影響等に関して住民等への対応が必要な場合もあります。普段から、RI等の取扱や安全管理、住民への説明など、考えておいてください。それが日常の業務に役立つと思います。

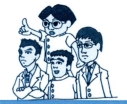

図 V-19-1

参考文献

- 日本アイソトープ協会訳："ICRP Publication 103 国際放射線防護委員会の 2007 年勧告"，日本アイソトープ協会 (2009). http://www.icrp.org/docs/P103_Japanese.pdf
- 日本アイソトープ協会編："よくわかる放射線・アイソトープの安全取扱い―現場必備！教育訓練テキスト"，日本アイソトープ協会 (2018).
- 日本アイソトープ協会編："放射線を怖がらない看護職であるために 看護と放射線―放射線を正しく理解する―"，日本アイソトープ協会 (2016).
- 草間朋子・小野孝二："放射線防護マニュアル 第3版 安全・安心な放射線診断・治療を求めて"，日本医事新報社 (2013).
- 青山喬・丹羽太貫編著："放射線基礎医学 第12版"，金芳堂 (2014).
- 環境省・量子科学技術研究開発機構："放射線による健康影響等に関する統一的な基礎資料 上巻 放射線の基礎知識と健康影響"，環境省・量子科学技術研究開発機構 (2019). https://www.env.go.jp/chemi/rhm/kisoshiryo/pdf_h30/2018tk1whole.pdf
- 西澤邦秀・柴田理尋："放射線と安全につきあう"，名古屋大学出版会 (2017).
- 日本アイソトープ協会："3版 放射線安全管理の実際"，日本アイソトープ協会 (2013).
- NL だより，No.490, 492, 平成29年度 実効線量の集計, 他.
- 藤淵俊王：放射線診療従事者に対する不均等被ばく管理の現状と課題. FBNews, 484: 6-11, 2017.
- ICRP Publ.94, 非密封放射性核種による治療を受けた患者の解放, 日本アイソトープ協会 (2007).
- ICRP Publ.105, 医学における放射線防護, 日本アイソトープ協会 (2012).
- 平山英夫：「測定線量」と「防護量」. FBNews, 462: 1-5, 2015.
- 倉谷滋 他編："岩波生物学辞典第5版"，岩波書店 (2013).
- Radiological Protection in Fluoroscopically Guided Procedures Performed Outside the Imaging Department. Publication 117. Ann.ICRP, 40(6), 2010.
- Vañó E, González L, Beneytez F, et al.:Lens injuries induced by occupational exposure in nonoptimized interventional radiology laboratories. Br. J. Radiol. 71: 728-733, 1998.
- Avoidance of radiation injuries from medical interventional procedures. Publication 85. Ann. ICRP, 30 (2), 2001.
- ICRP, ICRP Publication 118 組織反応に関するICRP声明・正常な組織・臓器における放射線の早期影響と晩発影響―放射線防護の視点から見た組織反応のしきい線量― (2012).
- 放射線審議会 眼の水晶体の放射線防護検討部会，眼の水晶体に係る放射線防護の在り方について (2018).
- シード線源による前立腺永久挿入密封小線源治療の安全管理に関するガイドライン 第六版, 日本放射線腫瘍学会・日本泌尿器科学会・日本医学放射線学会, 2018年12月.
- 密封小線源治療 診療・物理 QA ガイドライン, 日本放射線腫瘍学会, 小線源治療部会ワーキンググループ, 2013年3月.
- ^{125}I 永久挿入治療の物理的品質保証に関するガイドライン, ^{125}I 永久挿入治療物理 QA ガイドライン検討専門小委員会, 2010年10月.
- 前立腺癌小線源療法後1年以内死亡時の対応マニュアル Ver.1.1, 日本放射線腫瘍学会・日本泌尿器科学会・日本医学放射線学会・日本病理学会・日本アイソトープ協会 医学―薬学部会 放射線治療専門委員会, 2011年2月.
- 放射線利用統計 2016, 日本アイソトープ協会, 2017年3月.

索 引

ALARA　72
BNCT　66
DNA　28
ICRP　14、72、84、98
IVR　58
LET　18
RALS　63
RNA　28
SPECT　52

あ 行

アブレーション　68
RI 規制法　74、118
RI の利用、防護、管理　126
α 線放出核種 ^{223}Ra　68
医学物理士　125
一時立入者　90
^{90}Y　68
遺伝的疾患　32
移動型ポータブル X 線撮影装置　114
医療安全　124
医療機関の管理者　92
医療事故　124
医療従事者　112
医療被ばく　102
医療法施行規則　118
医療法施行規則および、医薬品・医療機器等の品質・有効性及び安全性の確保等に関する法律　74
インターロック　116
院内の規則　86
インビトロ検査　54
インビボ検査　54

疫学調査　26、32
液体放射性廃棄物　120
X 線　94
X 線撮影　110
X 線 CT 検査　50
X 線診断　50
OSL 線量計　97
汚染検査　91

か 行

介助　110、113
外部照射　49、60
外部被ばく線量　96
壊変　16
核医学　54、108
核医学検査　52
核医学治療　68
確定的影響　30
確率的影響　30
加重係数　24
画像診断　48、50
加速器中性子源　66
ガラスバッジ　97
監視カメラ　116
患者家族　109
患者体液　108
間接測定法　104
感染性廃棄物　121
がん治療　28
がんの疼痛緩和　59
がんの病期診断　56
管理記録簿　92
管理区域　81、82、90
緩和照射　60
器官形成期　100

機器の安全取扱　126
気体放射性廃棄物　120
機能画像　54
吸収線量　24
キュリー　8、14
教育および訓練　80
強度変調放射線治療　61
局所被ばく　35
距離　20
^{198}Au　118
緊急被ばく　42
腔内照射　62
グレイン　118
計画被ばく　42、98
経気道摂取　22
経口摂取　22
携帯型ポータブル X 線撮影装置　114
経皮膚摂取　22
血管系 IVR　58
健康診断の項目　78
健康診断の実施時期　78
健康リスク　40
原子力災害拠点病院　44
原子力災害対策指針　44
原子力発電所事故　12
減衰　107
現存被ばく　43
原爆被爆者　26
県民健康調査　101
甲状腺がん　68
甲状腺検査　102
甲状腺モニタ　104
高線量率被ばく　34
高線量率照射　62
抗体　28

高度被ばく医療支援センター　44
国際原子力事象評価尺度　102
国際放射線防護委員会　72、84
個人線量計　76、96
固体放射性廃棄物　120
骨シンチグラフィ　53
コミュニケーション　122、126
根治治療　60

さ 行

サーベイメータ　36、39、106
作業環境測定　111
GM 管式サーベイメータ　36
シード　118
シーベルト　14
ジェネレータ　55
しきい線量　30
自然計数率　38
自然放射線　12
実効線量　24
実効線量限度　85
実効半減期　16、18
湿式　106
CT ガイド下生検　58
CT 検査　110
時定数　38
遮蔽　10、20
重篤度　30
小線源治療　116
情報共有　122
消滅放射線　56
職業被曝低減対策　76
除染　106
心筋血流　53

人工放射線　12
人事院規則　74
診断参考レベル　102
シンチグラフィ　52
シンチレーション式
　　サーベイメータ　36
水晶体　31
^{89}Sr　68
生殖腺　30
生物学的半減期　16
全身被ばく　34
潜伏期　34
前立腺がん　118
線量限度　80、84
線量評価　40
造影エックス線検査　50
臓器との親和性　18
相談　122
組織加重係数　24
組織内照射　62

た 行

大気中核実験　12
胎児　100
代謝画像　54
単純 X 線検査　50
炭素線治療　64
短半減期 RI　100
チーム医療　122
チェルノブイリ
　　原子力発電所事故　26、102
チャドウィック　9
中性子　66
鎮痛効果　68
低線量率照射　62

電子式線量計　97
電離箱式サーベイメータ　36
電離放射線障害防止規則　74
等価線量　24
等価線量限度　85、98
透過力　10、18

な 行

内部照射　49
内部被ばく　104、108
内用療法　108
鉛当量厚　94
軟部腫瘍　64
仁科芳雄　9
脳血流　52

は 行

バイオアッセイ法　105
白内障　35、98
発がん　32
バックグラウンド　38
半減期　16
ハンドフットクロスモニタ　91
非血管系 IVR　58
被ばく管理　110
被ばく線量　126
非密封 RI　92
ヒヤリハット　124
ヒューマンエラー　124
標識　90
病室　112
フード　106
副作用　60

福島第一原子力発電所事故　27
^{18}F-FDG　56
物理学的半減期　16
ブラッグピーク　64
β線放出核種^{131}I　68
ベクレル　8、16
PET 検査　56
報告　122
防護手袋　94
防護眼鏡　95
防護用エプロン　94
放射化物　116
放射性医薬品
　52、54、92、108
放射性医薬品管理者　92
放射性廃棄物　93、120
放射線加重係数　24
放射線管理　4
放射線業務従事者　80
放射線障害予防規程　86
放射線審議会　99
放射線診断　48
放射線診療従事者　90
放射線治療　48、60、116
放射線の飛程　18
放射線防護　14
放射線防護具　94
放射線防護体系　73
ホウ素　66
ホウ・レン・ソウ　122
ポータブル撮影　112
ポータブル撮影装置　114
ホールボディカウンタ　104
保管廃棄　120
ポリエチレンろ紙　106

ま 行

マルチリーフコリメータ　60
マンモグラフィ　50
密封小線源治療　62
密封線源　92
眼の水晶体　98

や 行

陽子-線治療　64
^{125}I　118
陽電子放出核種　56
預託実効線量　104
預託線量　24
予防規程　80、86

ら 行

ラザフォード　8
ラジウム　14
ラジウムペインター　14
ラドン　13
リスク　32
リスク評価　40
粒子線治療　64、116
レムカウンタ　37
レントゲン　8
連絡　122
漏洩線量　111

執筆担当一覧

伊藤茂樹　IV-1 〜 IV-4　熊本大学大学院　生命科学研究部　医用放射線科学講座　教授

稲田晋宣　II-7 〜 II-9、V-9　広島大学　自然科学研究支援開発センター
　　アイソトープ総合部門　助教

浦田秀子　V-6 〜 V-8、V-10、V-17　長崎大学大学院　医歯薬学総合研究科
　　災害・被ばく医療科学共同専攻　教授

小野孝二　V-12、V-13　東京医療保健大学　東が丘看護学部　教授

小野俊朗　II-1、II-15、II-16、III-10、V-5、V-17、V-18　岡山大学　特命教授

佐々木智成　III-7 〜 III-9　九州大学大学院　医学研究院保健学部門　医用量子線科学分野
　　准教授

佐々木雅之　III-3 〜 III-5、III-11　九州大学大学院　医学研究院保健学部門
　　医用量子線科学分野　教授

佐瀬卓也　V-15　自然科学研究機構　核融合科学研究所　准教授

新川哲子　V-6 〜 V-8、V-10、V-17　長崎大学大学院　医歯薬学総合研究科
　　災害・被ばく医療科学共同専攻　准教授

中島裕美子　II-4、II-10 〜 II-14　九州大学　アイソトープ統合安全管理センター　教授

中島　覚　I-1、I-2、V-19　広島大学　自然科学研究支援開発センター
　　アイソトープ総合部門　教授

花房直志　IV-5 〜 IV-8　岡山大学　中性子医療研究センター　准教授

桧垣正吾　II-2 〜 II-5　東京大学　アイソトープ総合センター　助教

福士政広　V-1 〜 V-4　首都大学東京　健康福祉学部　放射線学科　教授

藤淵俊王　V-11、V-14、V-16、V-18　九州大学大学院　医学研究院保健学部門
　　医用量子線科学分野　教授

松嶋亮人　II-2、II-5 〜 II-7、II-9　広島大学　自然科学研究支援開発センター
　　アイソトープ総合部門　助教

松田尚樹　II-17 〜 II-19　長崎大学原爆後障害医療研究所　放射線リスク制御部門
　　放射線生物・防護学分野教授

藪内英剛　III-1、III-2、III-6　九州大学大学院　医学研究院保健学部門
　　医用量子線科学分野　教授

横山須美　V-5　藤田医科大学　医療科学部　准教授

吉田浩二　V-6 〜 V-8、V-10、V-17　長崎大学大学院　医歯薬学総合研究科　保健学専攻
　　准教授

所属は 2019 年 7 月 31 日現在。50 音順

医療関係者のための放射線安全利用マニュアル
放射線安全管理のプロが語る60章
2019年9月20日　発　行

監　修　　大学等放射線施設協議会

発行所　　株式会社アドスリー
　　　　　〒164-0003　東京都中野区東中野4-27-37
　　　　　TEL(03)5925-2840／FAX(03)5925-2913
　　　　　principle@adthree.com
　　　　　https://www.adthree.com

発売所　　丸善出版株式会社
　　　　　〒101-0051　東京都千代田区神田神保町2-17
　　　　　TEL(03)3512-3256／FAX(03)3512-3270
　　　　　https://www.maruzen-publishing.co.jp

© 2019, Printed in Japan
組版 日本メディネット協会／印刷・製本 日経印刷株式会社
ISBN 978-4-904419-91-5　C3047

本書の無断複写は著作権法上での例外を除き禁じられています。
定価はカバーに表示してあります。
乱丁，落丁は送料当社負担にてお取り替えいたします。
お手数ですが，株式会社アドスリーまで現物をお送りください。